Stb

Manfred Glojek wurde 1950 in Fohnsdorf geboren. Er ist Mentaltrainer und gibt sein Wissen in seinen Seminaren und Einzelsitzungen mit großem Erfolg weiter. Er arbeitet auch mit Rückführungen ohne Hypnose.
1998 erschien sein erstes Buch »Der Weg zu Gesundheit, Wohlstand und Harmonie«, 1999 erschien »Umdenken - der Weg aus der Krankheit«, 2000 folgte »Weg von den Gewichtsproblemen« und 2007 veröffentlichte Glojek »Das Buch über die Geschichte des Werdens & die Geschichte des Seins«.

In diesem Buch zeigt der Autor die Ursachen für das Rauchen auf, er ermöglicht die bewusste Auseinandersetzung damit und bietet Möglichkeiten einer Neuorientierung. Nur durch das Umdenken ist es möglich, ohne Symptomverschiebung und ohne negative Nebenerscheinungen vom Rauchen loszukommen.

Manfred Glojek

Rauchen – Nein danke!

Stb

Die Informationen, die dieses Buch beinhaltet, sind für Interessierte und zur Weiterbildung gedacht. Sie sollen nicht den ärztlichen Rat und ärztliche Hilfe ersetzen.
Diese Informationen beruhen auf Erfahrungswerten und sorgfältigen Recherchen und wurden nach bestem Wissen und Gewissen weitergegeben. Dennoch übernehmen weder Autor noch Verlag Haftung für Schäden irgendwelcher Art, die direkt oder indirekt aus der Anwendung oder Verwendung der Angaben in diesem Buch entstehen.

Als Vorlage diente die 2001 im Eigenverlag erschienene Ausgabe.

ISBN 978-3-89767-679-4

1. Auflage

Umschlaggestaltung: Murat Karaçay, Schirner,
unter Verwendung von Bild Nr.:102338, www.fotolia.de
Satz: Elke Truckses, Schirner
Printed by: FINIDR, Czech Republic

www.schirner.com

www.glojek.at

Inhalt

Lass aus der Sucht eine Suche werden,
die früher oder später findet.

Einleitung

Nach dem Erscheinen meiner Bücher »Der Weg zu Gesundheit, Wohlstand und Harmonie«, »Umdenken – der Weg aus der Krankheit«, »Weg von den Gewichtsproblemen« und »Das Buch über die Geschichte des Werdens und die Geschichte des Seins« habe ich den Entschluss gefasst, auch für all jene, die wirklich dazu bereit sind, das Rauchen aufzugeben und so ihre Lebensqualität und ihre Lebensdauer positiv zu verändern, dieses Buch zu schreiben.

Bist du innerlich nicht wirklich bereit, das Rauchen aufzugeben, dann ist es einfacher für dich, eine Schachtel Zigaretten zu kaufen, und anstatt in Zukunft ein schöneres und gesünderes Leben zu führen, dein nicht unbedingt schönes und harmonisches Leben durch diese zwanzig Zigaretten um zirka fünf Stunden weiter zu verkürzen. Sich mit der Ursache für das Rauchen auseinanderzusetzen und danach mehr Lebensqualität und ein längeres und gesünderes Leben zu haben, sollte das Lebensziel eines jeden verantwortungsbewussten Menschen sein.

Oft werde ich gefragt, ob man durch die Anwendung von positiven Suggestionen mit dem Rauchen aufhören kann. Mit Suggestionen ohne das Erkennen der Ursache und deren bewusste Aufarbeitung wird ein Symptom nur verschoben. Wenn wieder genug negative Energie durch das alte falsche Denken und

Leben vorhanden ist, tritt das Symptom stärker oder in einem anderen (programmmäßig dazu passenden) Organ oder Körperteil wieder auf. Siehe die Bücher »Umdenken – der Weg aus der Krankheit«, »Der Weg zu Gesundheit, Wohlstand und Harmonie« und »Das Buch über die Geschichte des Werdens und die Geschichte des Seins«.

Wie alle meine vorherigen Bücher habe ich auch dieses Buch wegen der Nähe und damit du dich leichter mit dem, was die Ursache für dein Rauchen ist, identifizieren kannst, in der Du-Form geschrieben.

Um das ständige »der Raucher«/»die Raucherin« zu vermeiden, verwende ich in diesem Buch nur den Begriff »der Raucher«. Natürlich sind mit »der Raucher« weibliche und männliche Raucher gemeint.

Auch wenn meist nur vom Zigarettenrauchen die Rede sein wird, inkludiert es jede Art des Rauchens. Ob Zigarren-, Zigarillos- oder Pfeifenrauchen, ob Schnupftabak oder Kautabak, alles dient der Nikotinsucht.

Bevor du mit der Arbeit an dir beginnst, solltest du dieses Buch vom Anfang bis zum Ende aufmerksam durchlesen.

Du schaffst alles.

Vorwort

Die meisten Raucher haben schon einmal oder öfters den Entschluss gefasst, mit dem Rauchen aufzuhören, der größte Teil davon hat diesen Vorsatz dann früher oder später wieder aufgegeben.

Es gibt keine hoffnungslosen Raucher, jeder kann jederzeit damit aufhören. Niemand, außer du selbst, kann dich dazu bringen, die nächste Zigarette zu rauchen.

Niemand besitzt eine bestimmte Neigung zur Nikotin- oder Drogenabhängigkeit. Bis zum Gebrauch (Abhängigkeit) der Droge Nikotin hast du sie als gesunder Mensch nicht gebraucht. Jeder von uns kann das Leben ohne Drogen leichter bestehen und genießen als mit ihnen. Die Droge vermittelt nur die Illusion von Genuss, irgendwelcher Vorteile oder einer Hilfe. Abhängigkeit von Nikotin oder anderen Drogen ist keine Gewohnheit, sondern eine Sucht.

Langsames Reduzieren der Menge erleichtert das Aufhören nicht, das längere Verlangen danach beeinflusst die Illusion, dass dir etwas fehlt und dass du ein Opfer bringen musst. Die Illusion des Hochgefühls bei der »erlaubten Dosis« wird gesteigert und der innerliche Wunsch aufzuhören wird geringer. Meistens ist dann der Rückfall vorprogrammiert. Ersatzstoffe auf Nikotinbasis geben dem Körper weiterhin Nikotin, davon kannst du unter Umständen genauso süchtig werden wie beim Rauchen. Mit dem eigenen Willen und Selbstvertrauen schaffst du es auch ohne die Ersatzstoffe.

Das Aufhören mit dem Nikotinkonsum zeigt sich kaum oder nur unmerklich körperlich, aber in erster Linie in Form von depressiven Verstimmungen, durch die Illusion einer Leere (das Gefühl, etwas tun zu müssen), eines Verlustes (Vergnügen oder Hilfsmittel) oder ein Opfer bringen zu müssen.

Die Erwartung, etwas, was die innere Leere ausgefüllt hat, zu verlieren, sich in Zukunft elend, unfrei, unvollständig zu fühlen, wird sich durch das Beharren darauf realisieren. Du bist im neuen (rauchlosen) Leben aber frei, du brauchst es nur auszufüllen (Interessen, Hobbys) und zu leben. Befürchtest du nicht zuzunehmen, wirst du auch nicht als Ersatz für die anfängliche Leere (in den ersten Tagen), die wie Hunger gedeutet werden kann, mehr essen.

Irgendwann, bevor du mit dem Rauchen begonnen hast, ist dir mehr oder weniger bewusst etwas »Traumatisches« passiert. Das war damals der Grundstein für das Rauchen. Du solltest einsehen, dass du ein Mensch mit eigenen Ansichten, Wünschen, Stärken, Schwächen, Grenzen und Ängsten bist. Gestehe dir zu, so zu sein, wie du bist, ohne dich mit anderen zu messen oder zu vergleichen. Du bist du, und du bist einzigartig. Du solltest kein moralisches Urteil über richtig oder falsch, gut oder böse fällen. Alles ist gut, so wie es ist. War es falsch, so war es eine Erfahrung, die dich nach dem Erkennen und Umdenken geistig weitergebracht hat. Jede Entscheidung zieht früher oder später angenehme oder unangenehme Folgen nach sich.

Dein Ego kann sich gegen das, was du jetzt vorhast, sträuben, geht für es doch ein bedeutender energiereicher (in dem es von deiner Lebensenergie gezehrt hat) Zeitabschnitt zu Ende. Will es dich wieder von diesem Weg zum Besseren abbringen, dann mach ihm bewusst, dass du jetzt der Herr in deinem Körper bist und dass das Ego nur mehr die zweite Geige spielt.

Die Abgrenzung der Raucher von den Nichtrauchern wird in den letzten Jahren immer offener sichtbar. Die Trennung in Raucherzonen und Nichtraucherzonen erreicht in manchen Ländern oft schon den Bereich der Kriminalisierung des Rauchens und der Raucher. Die Abgrenzung der Raucher und das »Reinhalten« der Nichtraucherzonen von Rauch und Rauchern nehmen oft schon neurotische Formen an.

Rauchen ist ein Symptom und die Abhängigkeit davon ist ein Symptom mit Krankheitswert, es ist aber kein »Kriminaldelikt«, wie es übertriebenerweise immer öfters dargestellt wird.

Wenn ein Nichtraucher keinen Sinn im Ritual des Rauchers, vom Auspacken über das Anbieten, Anzünden, Saugen und »Ausblasen« u. a. sieht, hat er noch lange kein Recht, den Raucher irgendwie zu verurteilen. Nach dem aufmerksamen Lesen dieses Buches wird jeder alle Handlungen deuten und verstehen können.

Verurteilt ein Raucher vielleicht einen Nichtraucher, weil dieser einfach dasitzt und es nicht nötig hat, einen Komplex oder ein Minderwertigkeitsgefühl mit dem Griff zur Zigarette und deren scheinbarem Genuss zu verschleiern, zu überbrücken? Niemand hat das Recht jemanden zu verurteilen.

Dieses Buch soll dazu dienen, jedermann über den Sinn oder Unsinn des Rauchens Klarheit zu verschaffen, und dem zukünftigen »Exraucher« sollte es dienen, von seiner Sucht wegzukommen - wieder frei zu werden.

Die Pflanze

Die einjährige Tabakpflanze Nicotiana tabacum wird heute in über 700 Arten gezüchtet. Sie gehört wie Kartoffeln, Tomaten und Tollkirsche zu den Nachtschattengewächsen. Sie ist die weltweit am meisten verbreitete, nicht essbare Kulturpflanze. Sie wächst heute fast überall. Ursprünglich kam sie aus Amerika, wo sie bei rituellen Anlässen, ohne gesundheitliche Schäden verwendet wurde. Heute könnte man die Folgen als die Rache der Indianer bezeichnen. Ihre Aufzucht und die Pflege bis zur Ernte ist sehr viel arbeitsintensiver und aufwendiger als die Produktion der meisten anderen Kulturpflanzen. Um sich vor Insektenfraß zu schützen, produziert die Pflanze das giftige Alkaloid Nikotin. Ein karger, trockener Boden lässt die Tabakpflanze mehr Nikotin in den Wurzeln erzeugen und es dann in den Blättern einlagern. Je nach Tabaksorte variiert der Nikotingehalt zwischen 0,2 und 9 Prozent. Die höchste Konzentration ist in den Blattspitzen. Während des Wachstums der Tabakpflanze wird sie laufend ihrer Blüten beraubt, so bildet sie mehr Blätter aus. Die Blätter werden nach zwei Monaten des Wachstums von unten nach oben gepflückt und mehr oder weniger schnell getrocknet und teilweise fermentiert (Zigarrentabake u. a.). Bei der Trocknung und Fermentierung sinkt dann der Nikotingehalt um ca. 70 Prozent, der des Kondensats um ca. 40 Prozent.

Das getrocknete Blatt enthält ca. 1–2 Prozent Nikotin und andere Alkaloide. In den Entwicklungsländern geschieht die Trocknung des Tabaks noch mittels Holzfeuer. Für die Produktion von einer Tonne Tabak wird ca. ein Hektar Wald verbraucht, der meist nicht mehr aufgeforstet wird. Das Alkaloid Nikotin, das je nach Tabaksorte und Mischung verschieden stark im Rauch vorkommt, ist ein sehr starkes Gift. Es entspricht der Blausäure HCN, die früher in den Gaskammern verwendet wurde. Heute wird das Alkaloid Nikotin des Tabaks für hochwirksame Schädlingsbekämpfungsmittel im Pflanzenschutz verwendet. Bei der Verbrennung des Tabaks entsteht ein Kondensat, das unter anderem Benzpyren, eines der stärksten Karzinogene, enthält. Es ist einer der wirksamsten Krebsauslöser.

Im rituellen Rahmen und mit der richtigen Einstellung dazu hat der Gebrauch des Tabaks keine gesundheitlichen Probleme verursacht. Erst als die gewohnheitsmäßige Konsumierung des Tabaks begann, egal aus welchen persönlichen Gründen (immer ein Minderwertigkeitskomplex), zeigt sich die Illusion früher oder später in aller Ehrlichkeit als Krankheit im zur Ursache passenden Körperteil oder Organ wieder. Siehe die Bücher »Umdenken – der Weg aus der Krankheit«, »Der Weg zu Gesundheit, Wohlstand und Harmonie« und »Das Buch über die Geschichte des Werdens & die Geschichte des Seins«. Früher war der rituelle Rauch die Brücke zu den Göttern. Heute endet die Verdrängung der eigenen Wünsche und Bedürfnisse und die Suche nach Erfüllung in der Sucht, in der Abhängigkeit, in der Selbstzerstörung.

Die Geschichte des Tabaks und des Rauchens

Die Medizinhäuptlinge (Kaziken) der indianischen Urvölker hüteten das heilige Feuer. Unter den aromatischen Kräutern, die sie dazu verwendeten, war auch der Tabak. Auch in anderen Kulturen wurde das Rauchen von Bilsenkraut, Haschisch, Opium u. a. für kultische Zwecke verwendet. Die anregende, narkotisierende und bewusstseinserweiternde Wirkung, ähnlich der des Tabaks, öffnete die Türen, um Kontakt mit den Dämonen, Geistern und Göttern möglich zu machen.

Durch den absichtlich oder unabsichtlich eingeatmeten Rauch des Tabaks kam es zu Rausch- Trance- und Euphoriezuständen. Aus der indianischen Weltsicht heraus war dies ein Hinweis der Götter, so mit ihnen in Kontakt treten zu können. Schon die Priester der Mayas bliesen den Rauch, wie später auch die Indianer bei der Handhabung der Friedenspfeifen, in alle vier Himmelsrichtungen, um so die Einheit, den Frieden und die Versöhnung zu verkünden.

Für die Indianer war der Tabak ein Geschenk der Götter. Im Rauschzustand konnte so eine Verbindung zu den Göttern, ein Kontakt, erreicht werden. Beim Trocknen der Blätter wurde das Wasserelement entfernt und beim Verbrennen das Erdelement. Das Materielle verändert sich durch das Feuer in das Luftelement Rauch und steigt so, losgelöst vom Irdischen, in das Reich der Götter auf.

Nach der Meinung der Indianer gaben auch die Götter ihnen durch die Wolken (Rauch)Zeichen. Sie wiesen auf Wetterveränderungen, schönes Wetter, Unwetter usw. und auf die Jahreszeiten hin. Auch den Rauchfiguren aus der Pfeife wurde damals Bedeutung zugeschrieben, es war die Sprache der Götter. Angeblich stammen auch die Rauchsignale der Indianer davon ab. Auch die zürnende Stimme Manitus, das Donnern, verkörpert sich in den Trommeln. Der Hinweis auf die Einigkeit (Einssein) wurde mit dem heiligen Rauch der Friedenspfeife (Kalumet) rituell bestätigt.

Die Indianer verwendeten den Tabak als Kultdroge, mit der rituell Freundschaften und Abkommen besiegelt wurden. Sie rauchten den Tabak in Pfeifen aus heiligem Ton. Von den Vorfahren der Indianer im Mississippigebiet stammen die ältesten Pfeifenfunde. Die reichverzierten, geschnitzten Pfeifen zeugen von einer damaligen Rauchkultur. Die Azteken verwendeten pfeifenähnliche Schilfrohre. Der Vorläufer der Pfeife in Mittelamerika war eine tütenähnliche, mit Palmenblättern umhüllte »Zigarre«.

Später, als Kolumbus die ersten Indianer den Tobago »trinken« sah, war das Rauchen zum Beseitigen des Hungergefühls, zum Erreichen von Kraft und Ausdauer und auch als Heilmittel in Nordamerika schon weit verbreitet. Zu diesem Zeitpunkt war das Tabakrauchen in Südamerika noch nicht bekannt.

Kolumbus berichtete von Männern und Frauen, die Rauchrollen, die aus getrockneten Kräutern, die in große Blätter eingerollt waren und an einem Ende angezündet wurden, während sie am anderen Ende saugten, besaßen. Seiner Meinung nach tranken diese Personen den Rauch, den sie einatmeten, und wurden dadurch berauscht und eingeschläfert. Manche Priester saugten den Tabakrauch mittels Röhrchen durch die Nase ein. Nach einigen Zügen am »Tabaco«, wie die Indianer die Rauchrollen nannten, wurden sie berauscht und bewusstlos - eine Nikotinvergiftung. Das lässt auch auf einen viel höheren Nikotingehalt der damaligen Tabakpflanzen schließen.

Die spanischen Seeleute wie Rodrigo de Jerez, die auf dem neuen Kontinent zu rauchen begannen, kehrten als Abhängige, Süchtige zurück, was den Tabakhandel (Nachschub) in Gang brachte. Rodrigo de Jerez wurde eingekerkert, da man glaubte, er wäre mit dem Teufel im Bunde, als man ihn aus der Nase und dem Mund rauchen sah. Die führende Seemacht, die Portugiesen, waren die größten Tabakimporteure, bis ihnen England diese Stellung streitig machte. 1493 wurde in Europa bereits in der Öffentlichkeit geraucht.

Die erste Aussaat von Tabaksamen, von den Mexikanern Yelt genannt, soll der Leibarzt Philipps des Zweiten, Francisco Hernandez, der Verfasser eines Buches über die Flora Mexikos, gemacht haben.

Dem französischen Hof wurde 1560 vom französischen Gesandten Jean Nicot (nach dem der Wirkstoff Nikotin benannt wurde), im Gesandtschaftsgarten in Spanien kultivierte Tabakpflanzen überreicht. Er erzählte von Wunderheilungen von Geschwüren und Wunden, die durch das Auflegen von Tabakblättern erfolgt sein sollten. 1561 kehrte er nach Paris zurück und machte das Schnupfen getrockneter und pulverisierter Tabakblätter für die nächsten Jahrhunderte zum Modetrend.

Auch der englische Seefahrer Sir Walter Raleigh (1552 bis 1618) trug nach der Gründung der ersten englischen Kolonie Virginia in Amerika zur Sitte des Tabakrauchens in Europa bei. Er und der Seeheld Sir Francis Drake führten 1586 das Pfeifenrauchen, das dann zur Mode wurde, in London ein.

In England war man der irrigen Meinung, dass die bessere Gesundheit der Indianer auf das Tabakrauchen zurückzuführen sei. In Wirklichkeit war es das rituelle und natürlichere Leben, das für die bessere Gesundheit der Indianer ausschlaggebend war.

Diese Missverständnisse führten damals zur Verherrlichung des Tabaks. Noch vor dem 17. Jahrhundert wurde die medizinische Anwendung von Tabak weit verbreitet. Hochgejubelt war der Tabak in jeder Apotheke erhältlich und wurde hier als allheilendes oder heiliges Kraut an Kranke verabreicht.

Bald wurde in den meisten Ländern Europas, in denen es möglich war, Tabak für medizinische Zwecke kultiviert.

Der Tabak, damals auch »Kraut des heiligen Kreuzes« genannt, wurde zur Herstellung von Extrakten, Salben, Pulvern und Abkochungen verwendet. Damit wurden z.B. Tabakklistiere, Salben zur Wundheilung, Sirupe gegen Brustleiden u.a. gemacht.

Während der Pestepidemien im späteren Mittelalter wurde das Räuchern mit Tabak zur Bekämpfung und

Verhütung der Seuchen empfohlen. Schüler im Internat von Eton mussten unter Aufsicht, zwangsweise, zur Vorbeugung der Pest Tabak rauchen.

In Holland wurde den Soldaten das Rauchen zum Schutz vor der Pest sogar befohlen, da man die Beobachtung gemacht hatte, dass Tabakhändler nicht an der Pest erkrankten. Ein Irrglaube, da der Tabakstaub und der Rauch in Wirklichkeit nur die Überträger der Pest, die Rattenflöhe, welche die Pest von den Ratten auf den Menschen übertragen, töteten. Die Pestepidemien im 17. Jahrhundert in Europa forcierten den Tabakkonsum, da er als wirksames Wundermittel betrachtet wurde. Dieser Glaube hat wohl manchem geholfen, aber wirklich nur der Glaube.

Am Anfang des 17. Jahrhunderts setzte sich das Pfeifenrauchen beim Adel durch, bis zum Ende des Jahrhunderts auch in der breiten Masse.

Die nächsten, den Tabakkonsum fördernden Anlässe waren die Kriege. Im Dreißigjährigen Krieg 1618 bis 1648 verbreitete sich das Pfeifenrauchen über ganz Europa.

Berühmte Ärzte des 17. Jahrhunderts waren davon überzeugt, dass für die Gesundheit und ein längeres Leben nur der Rauch des Tabaks gut und nötig sei. Es wurde empfohlen, nüchtern und auch nach dem Essen, vom Morgen bis zum Abend zu rauchen. Andere waren schon damals von den Gefahren des Tabaks für die Gesundheit überzeugt. Er sei eine Verführung des Teufels, der damit seine Opfer in die Hölle lockt. Der Leib werde mit Hitze und Schaudern überrollt, der Magen werde durch das Erbrechen umgedreht, und der Kopf mit trockener Trunkenheit und Schwindel beladen. Wie wahr, wie wahr!

Der englische König Jakob I. begann mit Schmähschriften die erste Antiraucherkampagne, die wie die folgenden bis Ende des zwanzigsten Jahrhunderts unterging. 1642 drohte sogar der Papst mit der Exkommunizierung, wenn in der Kirche geraucht wurde. Sogar Geistliche übergingen das mit der Erklärung, dass das Rauchen die fleischliche Lust mindere, was heute wissenschaftlich als impotenzfördernde Wirkung des Tabaks bestätigt ist. Am Ende des 17. Jahrhunderts gab es weltweit fast in allen Ländern ein Rauchverbot, das wie bei jeder Sucht fast immer ignoriert wurde. Die Strafen waren oft drastisch. In der Türkei wurden in fünf Jahren 25000 Raucher hingerichtet, andere wurden ausgepeitscht, Nasen oder Lippen wurden verstümmelt. Todesurteile, Enthauptungen, Verbannungen und Enteignungen gab es damals von Europa bis Japan.

1725 erlaubte der Vatikan angesichts der Aussichtslosigkeit eines Verbotes das Rauchen und Schnupfen sogar wieder im Petersdom. 1851 ächtete der Vatikan diejenigen, die das Rauchen verurteilten, verdiente er doch, wie die meisten anderen Herrscher durch Zoll und Steuern gewaltige Summen. Es gab sogar Todesurteile wegen Behinderung des Tabakhandels und des Tabakmonopols.

Mehr als 100 Jahre wurden dann die Nikotinsüchtigen nicht verfolgt und bestraft, sie bezahlen bis heute »nur« mit finanziellen Verlusten und ihrer Gesundheit.

In Frankreich begannen der Klerus und der Adel zu Beginn des 18. Jahrhunderts mit der Abkehr vom Rauchen hin zum Schnupfen. Am Ende des Jahrhunderts war das Schnupfen (von über 200 verschiedenen

Schnupftabaksorten) populärer als das Rauchen. Die Werbung und auch das Handwerk (z. B. Schnupftabakdosen u. a.) boomten. Später verloren das Schnupfen und auch der Adel seine Bedeutung.

Im 18. Jahrhundert begann das Umdenken betreffs der Heilwirkung des Tabaks. Den oft tödlichen Behandlungen mit Tabakölen und Tabakextrakten u. a. wurde jetzt mehr Aufmerksamkeit geschenkt, sie wurden jetzt studiert und ausführlich beschrieben.

Als Heilmittel und Wunderdroge verlor der Tabak seine Bedeutung, als Genussmittel eroberte er jetzt die ganze Welt.

Das Wissen von heute ist der Irrtum von morgen. Der typische Beweis dafür ist, dass vor ca. 300 Jahren die Schulmedizin den Tabak als Heilpflanze oder Wunderdroge angepriesen und angewandt hat, heute ist das Gegenteil bewiesen, heute wird er verdammt.

In den napoleonischen Kriegen gelingt den Zigarren der Durchbruch. Zu Beginn des 19. Jahrhunderts wird die Zigarre zum Symbol des revolutionär aufstrebenden Bürgertums, gegen Ende des Jahrhunderts wird sie dann zum gegenteiligen Symbol, sie wird zum Statussymbol für Macht und Reichtum.

Mit dem Auftauchen der Zigarette (die kleine Zigarre) im 20. Jahrhundert und deren Verbreitung in den Kriegen werden die anderen Möglichkeiten, Nikotin zu konsumieren, verdrängt.

Schon Ende des 18. Jahrhunderts werden die ersten Papierzigaretten in der Türkei hergestellt.

Der Krimkrieg, der Erste und der Zweite Weltkrieg ermöglichten der Zigarette den Durchbruch. Während des Krimkrieges (1853 bis 1856) sahen französische und englische Soldaten, wie die Russen und Türken den Tabak in Papier einwickelten, die Zigarette wurde bekannt. Spezielle Maschinen wurden entwickelt, um die Zigaretten preiswert, in großer Menge zu produzieren. Später trugen auch die Zigarettenautomaten, welche die Süchtigen laufend mit dem Suchtmittel versorgen, zur Verbreitung des Rauchens bei.

Früher wurde kaum inhaliert, durch die Einführung der blonden amerikanischen Zigaretten nach dem Zweiten Weltkrieg wurde das Inhalieren obligat. Der Siegeszug der Zigarette fordert jährlich Millionen von Opfern.

Die Industrie entdeckte die Massen der Menschen als Konsumenten für ihre in Massen hergestellten Zigaretten (Suchtgiftdosen). Die Zigarette macht heute mehr als 95 Prozent des Tabakgeschäftes aus.

1783 wurde in Österreich das Tabakmonopol gegründet. 1784 brachte das Tabakmonopol schon einen Reingewinn von 3,1 Millionen Gulden – die gesamten Staatsausgaben beliefen sich auf 71 Millionen Gulden. Schon immer sind die Raucher eine der besten Melkkühe für die staatlichen Steuereinnehmer gewesen.

1982 beschäftigte die Austria Tabak 1556 Mitarbeiter. 15,6 Milliarden Zigaretten und 40 Millionen Zigarren wurden erzeugt. Der Umsatz betrug 1,25 Milliarden Euro.

2000 beschäftigte die Austria Tabak 1244 Personen in der Produktion und 2230 Personen im Handel. 29,661 Milliarden Zigaretten wurden produziert, der Umsatz betrug 3,74 Milliarden Euro. Von einst mehr als 20.000 Zigarettenmarken sind heute durch wirtschaftlichen, politischen und kapitalistischen Druck nur mehr einige hundert übrig geblieben. In Deutschland gab es bis 1910 offiziell Zigaretten mit einer Tabak-Cannabismischung.

Der größte Teil der Weltanbaufläche für Tabak liegt in den ärmeren Ländern. Nur mit dem Anbau von illegalen Drogen wie Marihuana, Opium, Kokain lassen sich noch größere Profite erzielen. Nikotin, dessen gesundheitliche Gefährlichkeit weit über der der anderen Drogen liegt, wird derzeit rechtlich noch nicht als Droge eingestuft. Die Ursachen für die bewusste Verharmlosung sind in erster Linie die riesigen Geldsummen, egal ob in Form von Schmier-(Schweige-)geld ob politisch oder privat, oder die gigantischen Gewinne, die auf Kosten der Gesundheit der anderen gemacht werden.

Die Gesellschaft tolerierte zigarren- oder pfeiferauchende Frauen nicht, aber die Zigarette öffnete auch den Frauen den Zugang zum Suchtgift Nikotin. Das Schnupfen, Zigarren- und Pfeiferauchen ist heute stark zurückgegangen.

Inzwischen ist bei den 30- bis 40-jährigen Männern, nachdem ihnen die negativen Folgen bewusst wurden, ein spürbarer Rückgang (ca. 4 Prozent) zu bemerken. Dafür eifern die Frauen betreffs einer Raucherkarriere rapide nach. Die falsch verstandene Emanzipation lässt sie auch die Fehler der Männer übernehmen. Die Gleichstellung der Frauen in allen Bereichen erzeugt bei beiden Geschlechtern eine innere Verunsicherung. Das erzeugt Stress und Frust. Anstatt sich damit bewusst auseinanderzusetzen, wird zur Zigarette gegriffen.

Bei den Frauen steigt die Zahl der tödlichen Herzinfarkte und des Bronchialkarzinoms rapide an. Rasch werden sie die Männer überholt haben.

Das Image der Raucher hat sich in den letzten Jahren deutlich verschlechtert. Der immer stärkere soziale Druck der zahlenmäßig zunehmenden Nichtraucher wird immer stärker. Die Verbannung aus den meisten öffentlichen Bereichen ist im Gange. In manchen Ländern ist das Rauchen beinahe schon kriminalisiert. Schadenersatzforderungen an die Hersteller für die Folgen des Rauchens werden immer häufiger. Auch bei Problemen am Arbeitsplatz entscheiden die Gerichte inzwischen meist für die Nichtraucher. Der Druck auf die »kranken« Raucher wird immer größer. Die zuständigen staatlichen Stellen starten (halbherzige) Aufklärungskampagnen über die Gefahren des Rauchens, gleichzeitig verdient der Staat durch die Steuern gigantische Summen. Anstatt die Bevölkerung sachlich über die Risiken des Suchtverhaltens aufzuklären, wird bewusst oder unbewusst mit Angst gearbeitet. Angst leitet aber kaum einen Lernprozess ein, sondern sie behindert und blockiert ihn. Richtig wäre, den Raucher sachlich über die Risiken seines Suchtverhaltens aufzuklären, damit er sich aus Einsicht und nicht unter Druck davon löst (siehe Kapitel: *Fragen an dein Höheres Selbst*). Wird nicht nach der Ursache für das Rauchen gesucht und diese bewusst aufgearbeitet, wird nicht selten das Rauchen durch ein anderes (oft noch gefährlicheres) Suchtmittel ersetzt. Darum ist es für jeden wichtig, die Ursache für sein Rauchen zu erkennen.

Gift oder Genussmittel – der Einfluss der Medien

Im Laufe der Evolution lernen die meisten Lebewesen den Unterschied zwischen Gift und Nahrung zu unterscheiden. Hörtest du auf dein Unterbewusstsein, dein Gefühl, auf deinen Instinkt oder deine innere Stimme, dann würdest du niemals mit dem Rauchen beginnen. Achte auf die Reaktion eines Kindes, eines Tieres, oder eines vorurteilslosen Nichtrauchers, wenn du ihm Tabak zum Kosten gibst, oder ihm Rauch in das Gesicht bläst. Die natürliche Reaktion ist die Ablehnung, begleitet von Husten und Spucken bis hin zum Würgen und Erbrechen. Der bittere Geschmack ist meist der Hinweis auf Süchtigmachendes und wird im Normalfall bis zum Süchtigsein instinktiv abgelehnt.

Der Mensch verfügt im Gegensatz zu anderen Lebewesen, die rein instinktiv handeln, über Intelligenz. Seit ca. drei Milliarden Jahren läuft der Prozess der natürlichen Selektion. Durch den Instinkt, eine Folge der Evolution, wird gelernt, wie man am besten überleben kann. Setzt man sich über seinen natürlichen Instinkt, die innere Stimme, hinweg und vertraut man dem Verstand, dann handelt man genaugenommen unintelligent. Ein Tier in der freien Wildbahn kann sehr wohl zwischen Nahrungsmittel und Gift unterscheiden. Stress, Angst und Schmerzen sind uns unangenehm, ihnen verdanken wir aber unser Überleben. Mit ihnen werden wir vom Unterbewusstsein auf dem »richtigen Weg« gehalten. Ohne Angst würden wir unnötige, unser Leben gefährdende, Risken eingehen. Auch dem Menschen sind der Geruch und der Geschmack des Tabaks unangenehm (der Hinweis darauf, dass er Gift für den Körper ist), solange bis die Intelligenz den Instinkt austrickst und der Mensch abhängig ist.

Unser Unterbewusstsein wird von der Kindheit an mit Botschaften und unterschwelligen Aufforderungen konfrontiert (bombardiert). Spezialisten sorgen so dafür, dass Firmen, Konzerne oder Imperien jeder Art, Milliarden damit verdienen. Egal in welcher Sparte, werden die Menschen direkt oder indirekt in ihrem Leben und Kaufverhalten manipuliert. Das Wohl oder die Gesundheit des Einzelnen ist in unserer gewinnorientierten Gesellschaft ohne Belang. Ob bei Cola, Schokolade, Süßigkeiten, Alkohol, Fastfood, Autos, Modeartikeln, Technik usw. oder auch Tabakwaren, überall ist derzeit nur der Gewinn wichtig. So werden uns z. B. über die Zigarettenwerbung die Freiheit, der Mut, die Entspannung, das Kreativwerden oder das Dazugehören vorgegaukelt. Der Filmheld hat vor der Hinrichtung oder als Verwundeter als letzten Wunsch das Verlangen nach einer Zigarette. Unbewusst glauben wir dann, das Beste, Wertvollste, mein letzter Gedanke, das ist eine Zigarette. Auch sonst rauchen die Darsteller oft mit Genuss eine Zigarette, das bleibt mehr oder weniger bewusst hängen. Durch die Medien wird oft dem Unterbewusstsein eingegeben, wie angenehm, vorteilhaft und bekömmlich, ja welch ein Genuss, das Rauchen ist.

Auch das Bild des erfolgreichen (stressbelasteten) Menschen wird oft als Vorbild genommen. Alles rücksichtslos für den Profit, auf Kosten der Gesundheit anderer.

Die Zigarettenwerbung, in die weltweit gigantische Summen investiert werden, stellt den Raucher als geselligen, kontaktfreudigen, weltoffenen, abenteuerlustigen, toleranten, fortschrittlichen, gehobenen oder erfolgreichen Menschen dar. Auch die Illusion des Sportlichen wird in der Werbung geweckt, obwohl das Rauchen erwiesenermaßen mit der Zeit die körperliche Leistungsfähigkeit mehr oder weniger stark einschränkt. Die meisten Raucher rauchen die Sorten, die gerade dem entsprechen, was sie nicht sind oder was sie nicht wirklich ausleben. Die vorhandenen Unsicherheiten, Ängste, Hemmungen, Komplexe und soziale Probleme werden damit überspielt. Die Werbung macht natürlich auch nur im gesetzlich vorgeschriebenen Ausmaß auf die negativen Folgen aufmerksam. Die gravierenden körperlichen Schäden durch das Rauchen, die mangelnde Lebensfreude und Lebensqualität und das daraus entstehende mangelnde Selbstwertgefühl des Einzelnen werden dabei bewusst übergangen. Die Werbung soll hier, wie auch in anderen Bereichen, die Produktion und den Verkauf ankurbeln, dazu darf sie aber nicht allzu ehrlich sein. Der Raucher ist, wenn er sich selbst ohne Vorurteil ehrlich beurteilt, nicht der positive, glückliche, erfolgreiche, kontaktfreudige, mutige Mensch, als den ihn die Werbung darstellt. Er versucht nur, durch das Rauchen seine Schwächen und Fehler besser ertragen zu können oder sie zu vertuschen. Das Rauchen soll ihm darüber hinweghelfen, dieses Verhalten geht aber auf Kosten der Gesundheit.

Die Ursache, die zum Rauchen führt, ist meistens schon an der Zigarettenmarke zu erkennen. Genau das Gegenteil dessen, was die Zigarettenmarke verspricht, ist das Problem, das aufgearbeitet gehört. Die Einzigartigkeit und Einmaligkeit der beworbenen Marke sind für den Raucher wissenschaftlich nicht wirklich nachweisbar. So wird uns also eine Illusion, ein Traum vorgegaukelt, der uns die Realität ersetzen soll. Bei manchen bringt diese Wunschvorstellung dann die Vorstellung, erhaben über den Frust und den realen Alltag zu sein.

Weltweit den größten Erfolg hat die Zigarettenmarke, die die große Menge der Raucher anspricht, welche von der großen Weite, der Ferne und dem Abenteuer träumen, es aber, aus welchen Gründen auch immer, nicht ausleben. Früher eine Domäne der Männer, wird diese Illusion heute auch vermehrt von den Frauen konsumiert. Das »schwache Geschlecht« zieht auch hier nach. Das Cowboy-und-Indianer-Spielen, inklusive Lagerfeuer, ist für viele nicht nur ein Kindheitsspiel geblieben. Heute wird als Fortsetzung, anstatt erwachsen, selbstbewusst und wirklich hart zu sein, eben diese Illusionsmarke geraucht und so die Ungebundenheit und Freiheit auf Kosten der Gesundheit konsumiert. Männer wie Frauen versuchen so, der Realität, in der sie sich nicht durchsetzen können und wo sie wenig zu sagen haben, zu entfliehen. Nur wenige schaffen es dann wirklich.

Eine andere Marke soll das Abenteuer, die Kühnheit und die Unabhängigkeit, die in der Realität des langweiligen, konservativen, Spießerlebens nicht wirklich gelebt werden, ersetzen.

Wieder eine andere Marke steht für chromglitzernde Autos und Lastwagen. Die Illusion eines Eroberers wird dadurch gehegt.

Manche Marken erzeugen die Illusion eines stressfreien Abenteuerurlaubs, andere wiederum gaukeln die Illusion vor, durch das Rauchen der Marke einem gehobeneren Stand anzugehören. Auch die Illusion, abschalten, entspannen, eine wohlverdiente Pause in Ruhe genießen zu können, wird von manchen Zigarettenmarken vorgegaukelt. Das Rauchen mancher Marken soll die innerliche nicht wirklich vorhandene Harmonie vortäuschen.

Andere Zigarettenmarken betonen das Weibliche, werden aber immer mehr durch »männliche« Marken ersetzt.

Die Leichtzigaretten mit ihrer »leichten Werbung« gaukeln Freiheit, Leichtigkeit, Ungebundenheit vor. Das Gegenteil ist die Realität.

Auf Gesundheit und Frische weist die Werbung mit den Mentholzigaretten hin, das wäre aber ohne die ungesunden, stinkenden Zigaretten leichter möglich.

Die Bestandteile des Tabakrauchs und deren Auswirkung

Beim Verbrennen des Tabaks und des Papiers werden mehr als 5000 verschiedene chemische Substanzen, darunter viele starke Gifte, frei. Bei 700 Grad Celsius verbrennt in der Glutzone der Tabak. Teile davon werden dabei vergast. Durch diese Hitze wird am Übergang zur kühleren Zone Wasserdampf frei, der wiederum Stoffe aus dem Tabak löst und sich mit den Gasen vermischt. In der vor der Glut weiter entfernten kühleren Kondensationszone schlägt sich dieses Dampf-Gasgemisch immer wieder nieder und wird immer konzentrierter und schädlicher. Der Hauptstromrauch, den der Raucher einatmet, und der Nebenstromrauch, der von der glosenden Spitze kommt, unterscheiden sich in ihrem Gehalt an Giftstoffen. Im Nebenstromrauch ist der Gehalt an Benzpyren, das eines der stärksten bekannten Karzinogene (einer der wirksamsten Krebsauslöser) ist, dreieinhalbmal höher und die Nitrosaminkonzentration ist sogar fünfzigmal höher als im Hauptstromrauch. In Arzneien und Genussmitteln wurden Nitrosaminanteile, die im Nebenstromrauch einige tausendmal stärker vorkommen, verboten.

Der »Duft der großen weiten Welt« entpuppt sich also bei einer Analyse als Giftstoffwolke. Sie besteht neben dem Nikotin vor allem aus Kohlenmonoxid, den polycyclischen Kohlenwasserstoffen, Nitrosaminen, Methanol, Methylisozyanat, Methylchlorid (für Stimmungsschwankungen bis Charakterveränderungen verantwortlich), dem Reparaturenzyme behindernden Formaldehyd, dem für Mutationen verantwortlichen Methylnitrit, cancerogenen Aminen, Aldehyden, Blausäure (HCN von den Nazis in den Gaskammern verwendet) Teer, den Giften Blei, Arsen, Cadmium und auch aus radioaktiven Stoffen z. B. Radon, sowie den von der Pflanze aufgenommenen Herbi- und Pestiziden. Die Einschätzung der Fachleute variiert zwischen 600 und 2000 festen und gasförmigen Schadstoffen. Sie wirken teilweise krebsbegünstigend bis krebserregend. Viele wurden bis jetzt noch nie gründlich genug untersucht, um das Risiko genau beurteilen zu können.

Das Blut ist die Seele des Körpers, ohne Blut ist der Körper entseelt. Der Raucher hindert aber freiwillig bis zu 20 Prozent seines Blutfarbstoffes, das Hämoglobin, an der Sauerstoffaufnahme mittels des viel leichter aufnehmbaren Kohlenmonoxids. Das Kohlenmonoxyd entsteht bei jeder unvollständigen Verbrennung. Der Kohlenmonoxidgehalt des Zigarettenrauchs liegt bei zirka 3 Prozent. Die doppelte Menge davon produziert ein im Stand laufender Automotor, das genügt z. B. für einen Selbstmord. Die Bindungsfähigkeit des Kohlenmonoxids an den Blutfarbstoff ist ca. 200-mal größer als die des Sauerstoffs.

Im Körper geht es eine Verbindung mit dem roten Blutfarbstoff Hämoglobin ein und blockiert damit die Bindung des Sauerstoffs an das Hämoglobin. Dadurch kommt es zu einer Mangelversorgung der Zellen mit

Sauerstoff. Das fördert die Durchblutungsstörungen im ganzen Körper, beeinträchtigt die Funktion der meisten inneren Organe, auch die des Gehirns und erhöht das Infarktrisiko.

Die Atmung wird dadurch mühsamer und die Durchblutung immer schlechter. Durch diese chronische Kohlenmonoxidvergiftung entstehen als Folge: Atemnot, Schlafstörungen und auch ein leicht benebeltes (ferngesteuertes), einer Betäubung ähnliches Gefühl.

Im krebserregenden Teer des Tabakrauchs ist auch Benzpyren, ein Karzinogen, einer der wirksamsten Krebsauslöser, enthalten. Der Teergehalt liegt bei den Filterzigaretten zwischen 10 und 20 Milligramm und wird auf der Verpackung als Kondensatgehalt angegeben.

Werden 20 Jahre lang täglich 20 Zigaretten geraucht, ergibt das ca. 6 kg Ruß für die Lunge. Teilweise werden diese Schadstoffe durch die Selbstreinigungsfunktion der Atemwege wieder entfernt. Die zurückgebliebene Teermenge reizt jetzt laufend die Schleimhaut, was zum typischen Raucherhusten führt. Daraus entwickelt sich später eine chronische Bronchitis mit Lungenemphysem, was die Sauerstoffaufnahme zunehmend einschränkt.

Der Teer ist auch entscheidend für das Entstehen des meist sehr bösartig verlaufenden Bronchialkarzinoms zuständig.

Auch die Schadstoffe Stickstoff, Ammoniak und die Phenole u. a. schädigen den Körper, behindern die Sauerstoffaufnahme und Sauerstoffverwertung und tragen auch auf andere Weise zum Entstehen der Raucherkrankheiten bei.

Auch das hochgiftige Arsen ist in Spuren im Tabakrauch enthalten. Langjähriges Rauchen kann zu einer leichten chronischen Arsenvergiftung führen, die sich meist durch Nerven-, Blut-, Gefäß- und Leberschäden sowie Veränderungen der Haut und Nägel zeigt. In weiterer Folge kann es dadurch auch zu verschiedenen Krebskrankheiten kommen.

Umweltschadstoffe wie z. B. Cadmium sind auch in größerer Menge im Tabakrauch enthalten. Sie erzeugen im Körper z. B. Nieren und Knochenschäden, sie tragen auch zur Bildung verschiedener Krebsformen bei.

Die mit dem Nikotin verwandten Stoffe z. B. Nicotain, Nicolyrin, Nicotein, Nicotimin, Nicotellin und Nornicotin kommen im Tabak ebenfalls vor.

Auch die radioaktiven Stoffe im Tabakrauch, die durch das Rauchen die »normale« Strahlendosis erhöhen, tragen zur Erhöhung des Gesundheitsrisikos bei.

Von der im Tabakrauch in Spuren vorkommenden hochgiftigen Blausäure reichen bereits 1 mg je kg Körpergewicht, um den Tod durch Schädigung des Atemzentrums, sowie die Störung der Atmungsenzyme in den Zellen und den nachfolgenden Herz-Kreislauf-Stillstand zu erreichen.

Die im Tabakrauch vorkommende Menge an Blausäure bewirkt eine chronische, leichte Vergiftung, welche die Sauerstoffversorgung in den Zellen mehr oder weniger stark behindert. Dieser chronische Sauerstoffmangel beeinflusst den gesamten Organismus und erzeugt verschiedene Gesundheitsschäden.

Nikotin

Im 17. Jahrhundert setzte sich der Franzose Jean Nicot für den Gebrauch des Tabaks als medizinisches Allheilmittel besonders ein. Daher kommt der Name Nikotin für das Alkaloid.

Das Nervengift Nikotin gehört zu den stärksten natürlichen Giften. Das reine Nikotin wird aus den Tabakblättern gewonnen und ist eine stark nach Tabak riechende, farblose, ölige Flüssigkeit, die sich unter Lufteinfluss bräunlich verfärbt, was an den Fingern und Zähnen sichtbare Spuren hinterlässt. Es ist ein stickstoffhaltiger, kompliziert (uns noch nicht völlig bekannter) aufgebauter Stoff, ein Alkaloid, das früher medizinisch verwendet wurde. Heute wird es nur noch in der Homöopathie und als Pflanzenschutzmittel zur Bekämpfung von Schädlingen eingesetzt.

Nikotin ist eine schnell süchtig machende Droge. Es ist im menschlichen Körper überwiegend als Nervengift wirksam.

Die Nikotinmenge von zwei Zigaretten in die Vene injiziert, ist für einen erwachsenen Menschen tödlich. 1 mg Nikotin je kg Körpergewicht auf einmal eingenommen, kann ebenfalls tödlich sein. Das ist der Inhalt von vier bis sechs Zigaretten oder einer Zigarre. Beim Rauchen wird aber nur ein Teil davon aufgenommen. Der Körper gewöhnt sich mit der Zeit auch etwas an das Gift und die Leber baut laufend Nikotin ab, sodass meist keine akute lebensbedrohende Situation eintritt.

Nikotin hat eine Ähnlichkeit mit der Reizüberträgersubstanz Acetylcholin. Die Rezeptoren an den Nervenenden verwechseln es und lassen sich so irrtümlich erregen.

Geringe Mengen Nikotin steigern also anscheinend die Produktion von Acetylcholin, das im Nervensystem als Neurotransmitter (Boten-, Überträgerstoff) wirkt. Das regt die Gehirnfunktionen, die vermehrte Ausschüttung von Hormonen der Nebennieren und einen beschleunigten Herzschlag an – eine anregende aufputschende Wirkung.

Eine höhere Dosis Nikotin hemmt die Acetylcholinproduktion, die Nervenenden werden blockiert und die körpereigenen Reizstoffe können nicht wirksam werden, die davon abhängigen Gehirn-, Nebennieren- und Herzfunktionen werden gehemmt. So entsteht die beruhigende Wirkung der Zigarette. Sie ist keine wirkliche Entspannung, sondern eher eine Lähmung. Oberflächlich gesehen ein wohltuender Zustand. Die Beziehung zwischen dem Raucher und seiner Umwelt wird durch das Nikotin verändert, dadurch entsteht eine andere Beziehung zur Realität.

Durch den Einfluss des Nikotins auf die Hirnanhangsdrüse schüttet deren Hinterlappen vermehrt das Hormon Vasopressin aus, welches den Blutdruck erhöht.

Durch die Erregung und anschließende Blockade der vegetativen Funktionen steigt der Blutdruck zuerst an und fällt danach wieder - eine beruhigende Wirkung.

Nikotin wirkt über die vegetativen Nerven in den Eingeweiden auf fast alle Organe und die Blutgefäße. Es erregt in kleinen Dosen das Eingeweidenervensystem, den Sympathikus, der z. B. für Antrieb, Wachsein, Anpassung an Belastungen und den Energieeinsatz zuständig ist, auch der Parasympathikus, der z. B. für die Regeneration, Erholung, Schlaf und den Aufbau von Körpersubstanzen zuständig ist, wird erregt.

Die erregende Nikotinwirkung auf den Parasympathikus wirkt sich anregend auf den Darm aus, was die Funktion der Verdauungszigarette erklärt. Ausreichende körperliche Bewegung würde das auf ungiftige Weise auch erreichen. Nikotingenuss fördert den Stuhldrang, auf Überdosierung folgt der Durchfall. Im Extremfall tritt eine Darmlähmung ein, die eine dauernde Verstopfung verursacht.

Bei ernsteren Nikotinvergiftungen (Spritzmittel, Schmuggel mit Blättern auf der Haut u. a.) treten Erbrechen, Durchfall, Krämpfe, Kreislaufkollaps und im Extremfall eine tödliche Atemlähmung ein. Das alles sollte eigentlich die Schädlinge der Tabakpflanzen von ihrem Tun abhalten.

Nikotin verändert durch die Herz-, Kreislauf- und Stoffwechselbelastung den Energieverbrauch und hemmt den Appetit, eine falsche Art der Gewichtskontrolle. Wird das beim Aufhören zu rauchen nicht beachtet, nimmt man logischerweise zu.

Nikotin fördert auch die Ausschüttung der Stresshormone Adrenalin und Noradrenalin, was für den Raucher einen körperlichen Dauerstress bedeutet. Durch diesen Dauerstress verengen sich die Blutgefäße, die Durchblutung verringert sich und die Extremitäten werden kälter. Die Hauttemperatur an Händen und Füßen senkt sich um mehrere Grad. Die chronische Gefäßverengung führt zu hohem Blutdruck und begünstigt die Verkalkung der Gefäße. Diese Durchblutungsstörung ist auch die Ursache für das Raucherbein, Hände, Füße und auch das Glied betreffend.

Durch die Stresshormone erhöht sich auch die Herzfrequenz. Im Gegensatz dazu verringert sich die Muskelspannung, was sich fälschlich als Entspannung zeigt.

Die Fettsäuren im Blut werden durch die Stresshormone erhöht, das regt die Blutplättchen dazu an, sich leichter zu verkleben. Dadurch steigt die Gefahr der Thrombosen, Schlaganfälle, Angina pectoris und Herzinfarkte.

Die Wirkung des Rauchens

Die Inhaltsstoffe des Tabakrauchs erzeugen körperliche und seelisch-geistige Wirkungen, die angenehm bis lustvoll erlebt werden.

Nikotin wirkt schon in kleinsten Mengen auf das Nerven- und Kreislaufsystem.

Beim Rauchen werden ca. 30 Prozent des im Tabak enthaltenen Nikotins aufgenommen, ca. 1 bis 2,5 mg pro Zigarette.

Beim Nicht-Inhalieren wie beim Zigarren- oder Pfeifenrauchen werden nur 5 bis 10 Prozent des Nikotins aufgenommen. Ebenso verhält es sich mit den mehreren hundert verschiedenen anderen Schadstoffen. Diese chemischen Substanzen mit ihren verschiedenen pharmakologischen Wirkungen wirken sich früher oder später auf die verschiedenen Organe aus. Auf dem Weg in die Lunge reizen diese chemischen Substanzen die Schleimhäute der Luftwege, was sich durch Entzündungen, Husten und Auswurf zeigt.

Manche Substanzen haben eine lähmende Wirkung auf die Flimmerhärchen, die in der Luftröhre und auf den Bronchien vorhanden sind. Die schädlichen Teerstoffe des Tabakrauchs werden nicht mehr abtransportiert, sie bleiben liegen und beginnen ihre unheilvolle Arbeit. Das Resultat ist meist eine chronische Bronchitis, die später zur Lungenblähung führen kann. Quälender Husten, Atemnot und Auswurf bewirken bei den dann meist schon arbeitsunfähigen Personen nach Jahren den vorzeitigen Tod.

Ein Drittel des Nikotins einer Zigarette nimmt der Raucher über den Hauptstromrauch zu sich, ein weiteres Drittel wird in der Glut chemisch umgewandelt und ein Drittel geht in den Nebenstromrauch. Manche Gifte sind nur im Nebenstromrauch zu finden, der von allen eingeatmet wird.

Ein kleiner Teil des Nikotins wird über die Schleimhaut der Mundhöhle aufgenommen, den größten Teil nimmt man über die Lungen in das Blut auf. Schon nach sechs bis acht Sekunden nach einem kräftigen Zug an der Zigarette gelangt ca. ein Viertel des inhalierten Nikotins zum Gehirn. Nach ca. zwei Minuten befindet sich der größte Teil des Nikotins bereits in der Lunge und im Gehirn. Nach ca. fünf Minuten erreicht der Nikotinspiegel im Blut seinen höchsten Stand, danach wird er wieder langsam abgebaut. Nach einer viertel Stunde sind große Nikotinkonzentrationen in der Lunge, der Leber, im Magen und in den Nieren nachweisbar.

Die Leber verändert das Nikotin chemisch, dieser enzymatische Abbau ist sehr kompliziert. Über die Nieren werden diese giftigen Abbauprodukte später mit dem Urin ausgeschieden.

Ist die Zigarette fertig geraucht, sinkt der Nikotinspiegel im Blut in einer halben Stunde auf die Hälfte, in einer Stunde ca. auf ein Viertel ab. Der Raucher beginnt an den Entzugserscheinungen zu leiden. Der sinkende Nikotinwert im Blut erzeugt den Drang nach der nächsten Zigarette. Man raucht jetzt nicht mehr aus Lust, sondern um Frust zu vermeiden. Wie bei allen Suchtmitteln muss auch der Nikotin-Blutspiegel, um kein Unlustgefühl (Entzugserscheinung) aufkommen zu lassen, annähernd auf gleichem Niveau gehalten werden. Das erfordert durchschnittlich täglich das Rauchen von 12 bis 40 Zigaretten. Das erklärt auch den Drang (Gier) nach der ersten Zigarette am Morgen, ist doch der Nikotin-Blutspiegel fast auf Null. Die Entzugserscheinungen sind nicht, wie die meisten Raucher befürchten, irgend etwas Gewaltiges, Schreckliches, Traumatisches oder Schmerzen, sondern nur das durch das eigene Denken (Programme) erzeugte Gefühl des mangelnden inneren Haltes, bedingt durch das Programm, das auf der geistigen Ebene der Auslöser für das Rauchen ist und war. Es gibt keine körperlichen Schmerzen beim Nikotinentzug, sondern nur das Gefühl der Leere, das Gefühl, dass dir etwas fehlt. Daraus entsteht oft auch das Gefühl, etwas in den Fingern halten zu müssen, z. B. eine Zigarette. Es könnte aber auch etwas Anderes, Gesünderes, Nützlicheres sein.

Das Gefühl der scheinbaren Leere ist das Verlangen nach der Droge, dem Nikotin. Dadurch wird der Raucher jetzt unsicher, erregt, reizbar und oft auch aggressiv. Wenige Augenblicke nach dem ersten Zug an der nächsten Zigarette steht wieder Nikotin zur Verfügung, das negative Gefühl, das es ohne Raucher zu sein gar nie gegeben hätte, weicht wieder dem mehr oder weniger angenehmen Gefühl der Entspannung und der scheinbaren Selbstsicherheit. Doch dieses Gefühl ist wiederum nur vorübergehend vorhanden, bis zum nächsten Absinken des Nikotinspiegels, ein für viele oft lebenslanger Teufelskreis.

Man kann das mit einem zu kleinen Paar Schuhe vergleichen. Das Rauchen ist genauso sinnvoll, wie wenn du dir zu kleine Schuhe kaufst und sie trägst, um jedes Mal die Erleichterung, die dir das Ausziehen bringt, zu genießen. Wie irrsinnig – oder? Nach einiger Zeit hebt die Zigarette die »Entzugserscheinung«, welche die vorherige Zigarette hinterlassen hat, nicht mehr völlig auf, du fühlst dich während des Rauchens zwar besser als zuvor, die inneren negativen Gefühle, die Anspannung, die Unruhe oder die Nervosität verschwinden aber nicht mehr restlos.

Zu deinem Schutz lässt dein Unterbewusstsein deinen Körper auf den wiederholten »Drogenkonsum« so reagieren, dass du immer größere Mengen (stärkere oder mehr Zigaretten) Nikotin zu dir nehmen musst, um dieselbe Wirkung zu erreichen. Dadurch zerstörst du früher oder später deinen Körper. Die meisten Raucher sind Kettenraucher, nur der Abstand ist verschieden. Rauchen ist eine »Kettenreaktion«, die dich ein Leben lang an die Kette legt.

Ein Kettenraucher soll einmal über einen Kettenhund nachdenken, denn beiden geht es gleich, jeder hängt an der Kette.

Lebendigkeit und Aktivität sind die Wunschvorstellung, Abhängigkeit und Angst vor der eigenen Hilflosigkeit die Realität.

Raucher könnte man auch als finanzielle Wohltäter betrachten. Über die Tabaksteuer verhelfen sie dem Staat zu Milliarden und durch die Verkürzung ihres Lebens ersparen sie den Pensionsversicherungen und dem Staat ebenfalls Milliarden. Aber leider werden durch die Arbeitsausfälle und die Behandlungskosten diese eingesparten Geldsummen und noch viel mehr wieder ausgegeben.

Drängt sich da einem der Gedanke auf, alle Raucher sollten nicht nur für ihre durch das Rauchen verursachten Leiden die Eigenverantwortung übernehmen, sondern auch die Heilungskosten und die Verluste am Volkseinkommen? Wie viele Raucher würde es dann noch geben?

Heimliches Rauchen oder Rauchen mit schlechtem Gewissen oder mit Schuldgefühlen (z.B. nach einem gescheiterten Entwöhnungsversuch), verschlimmert, verstärkt durch die zusätzliche negative Energie dieser Gefühle, die körperliche Situation (bis hin zum Krebs) des Rauchers. Die Qualität der inneren Einstellung, ob bewusst oder unbewusst, ist also auch ausschlaggebend für die Folgen des Rauchens.

Die Illusion der »Leichten Zigaretten«, der Filter, das Pfeifen- oder Zigarrenrauchen

»Leichte Zigaretten«

Die Angaben für die Nikotin- und Teermengen in den Zigaretten sind nicht zuverlässig. Sie werden in Rauchmaschinen künstlich gemessen. Sie weichen vom menschlichen Rauchverhalten absatzfördernd ab. Die Nikotinmenge und die Schadstoffmenge sind auch von der Geschwindigkeit und dem Zug, den du machst, abhängig.

Raucher, die von starken auf leichtere Zigaretten umsteigen, ändern auch ihr Rauchverhalten, um an ihre benötigte Nikotinmenge zu kommen. Sie können mehr Zigaretten rauchen, intensiver ziehen oder tiefer zu inhalieren beginnen. Dadurch wird das Vielfache an Nikotin und Schadstoffen aufgenommen. Durch das schnelle, intensive Ziehen wird die Zigarette heißer, das erhöht die freigesetzte Nikotin- und Schadstoffmenge. Der Umstieg auf »Leichte« steigert also das Gesundheitsrisiko. Auch zur Entwöhnung sind Leichtzigaretten nicht geeignet, da dann mehr und intensiver geraucht wird.

Filter

Kein Filter kann die gefährlichen Stoffe im Rauch ganz zurückhalten (Nebenstromrauch), sie können nur verringert werden. Es dauert nur vielleicht etwas länger, bis die Gesundheitsschäden eintreten. Filter- und Leichtzigaretten dienen nur zur Verharmlosung, zum Selbstbetrug.

Pfeifen- oder Zigarrenrauchen

Pfeifen- oder Zigarrenrauchen ist nicht »gesünder« als Zigarettenrauchen.

Pfeifen-, Zigarren- und der schwarze orientalische Tabak geben das Nikotin rasch frei, er wird schon über die Mundschleimhaut aufgenommen, er muss nicht inhaliert werden. Helle Tabake geben nur wenig Nikotin an die Mundschleimhaut frei, sie müssen inhaliert werden.

Steigt ein Zigarettenraucher »um«, wird er meist weiter inhalieren, wegen der höheren Kondensatwerte ist das natürlich noch schädlicher. Beim Pfeifen- oder Zigarrenrauchen wird im Normalfall nicht inhaliert, trotzdem tritt ein Teil der Schadstoffe und des Nikotins überwiegend über die Mundschleimhaut in den Körper ein und erzeugt so die Gesundheitsschäden.

Die Gefahr an Lippen-, Zungen- und Mundschleimhautkrebs zu erkranken, ist sehr hoch. Durch die chronische Reizung der Lippen durch ein Mundstück kommt es oft zu einer krebsartigen Entartung der Lippen.

Mangelt es dir an Liebe (meist Frauen betreffend), kannst du sie durch das Essen (meist Süßigkeiten) zu ersetzen versuchen.

Essen kann man (gefühlsmäßig) wieder teilweise durch Rauchen ersetzen. Die Kurzversion davon: du ersetzt Liebe durch Rauchen. So bleibst du schlank und deine Sehnsucht nach Liebe wird scheinbar befriedigt. Die Ursache liegt aber in der Pubertät. Anstatt zum reifen Kusskontakt zu gelangen, bist du durch dein mangelndes Selbstwertgefühl und dein Zärtlichkeitsbedürfnis beim unreifen (Zigaretten-)Nuckeln stehen geblieben. Die nicht bewusst aufgearbeitete orale Übergangsphase wird so mit Essen oder Rauchen überspielt.

Rauchen senkt den Insulinspiegel und erhöht damit indirekt den Blutzuckerspiegel, was wiederum das Hungergefühl unterdrückt. Wird ohne umzudenken mit dem Rauchen aufgehört, steigt der Insulinspiegel kräftig an, der Blutzucker wird gesenkt und der Hunger, meist auf Süßigkeiten, die der Liebe entsprechen, kommt.

Die Zuckerkrankheit, der Diabetes, weist auf deinen Wunsch und deine Sehnsucht nach innerer Liebeserfüllung hin. Da du nicht bereit bist, Liebe anzunehmen oder zu geben, die Ursache ist meist ein nicht aufgearbeitetes Verlassenheitsgefühl (Tod, Scheidung u. a.), wirst du jetzt über deinen Körper darauf aufmerksam gemacht. Ersetzt du Liebe durch Rauchen, wird der Hinweis über den noch höheren Blutzuckerspiegel noch deutlicher.

Der Grundumsatz, die Stoffwechselaktivität, ist beim Rauchen durch den durch das Rauchen verursachten Dauerstress um ca. 10 Prozent höher als beim Nichtraucher, was die Illusion des »Rauchen macht schlank« nährt. Aber auch das ist ein Hinweis darauf, wo der Wurm im Denken ist. Die nicht verwirklichte Grundaktivität auf der geistigen Ebene zeigt sich jetzt durch den erhöhten körperlichen Grundumsatz. Der geringere Hunger des Rauchers ist der Hinweis, dass er schon anders befriedigt ist. Und der erhöhte Blutzuckerspiegel weist auf die durch Stress geringeren Reserven, geistig wie körperlich, hin.

Die Verdauungszigarette

Wie schon beschrieben stimuliert Nikotin den parasympathischen Teil des Nervensystems in den Eingeweiden, was die Säfteproduktion und die wellenförmigen Bewegungen des Darms positiv beeinflusst. Dadurch wird die Stuhlentleerung gefördert. Ein gesunder Mensch oder Körper braucht dazu kein Hilfsmittel.

Die Verstopfung weist nur auf dein stures Beharren auf deinen Vorstellungen und Absichten in der Vergangenheit und auf dein Problem, die alten Einstellungen, Probleme oder Materielles bewusst aufzuarbeiten und loszulassen hin. Dein Denken ist genauso träge wie deine Verdauung.

Der Beginn – Ursachen und Begründungen für das Rauchen

Laut WHO gibt es durch Nikotin jährlich 6 Millionen Tote. Alle 5 Sekunden stirbt ein Mensch wegen des Rauchens. Täglich beginnen in den EU-Ländern ca. 100.000 junge Menschen zu rauchen. Darunter immer mehr unter 15-jährige. Der Anteil der rauchenden Frauen steigt ständig an.

Das Rauchen verursacht rund ein Drittel aller Krebserkrankungen und ist mit AIDS die einzige Hauptursache für einen vorzeitigen Tod. In Deutschland gibt es jährlich etwa 140.000 Todesfälle durch das Rauchen. Im Vergleich dazu etwa 1.300 Drogentote durch illegale Rauschmittel. Täglich 20 Zigaretten geraucht, ergibt 7.300 Zigaretten im Jahr, das sind in 30 Jahren 219.000 Zigaretten. 98 Prozent der an Lungenkrebs Gestorbenen waren Raucher. Dazu kommen noch ca. 1000 Amputationen wegen rauchensbedingter Gefäßverschlüsse.

Bei täglich 20 Zigaretten sinkt die Lebenserwartung um ca. 5 Jahre, bei 40 Zigaretten um ca. 8 Jahre. Jeder Sargnagel verkürzt das Leben um ca. ¼ Stunde.

Die Arbeitsausfälle sind bei den männlichen Rauchern um 35 Prozent, bei den Raucherinnen um 45 Prozent höher als bei den nichtrauchenden Kollegen.

Wir sollen aber nicht bewerten, sondern die Bedeutung des Rauchens hinterfragen. Rauchen ist ein Symptom, und Abhängigkeit vom Suchtgift Nikotin ist ein Symptom mit Krankheitswert.

Eine Krankheit, die sich laufend verschlimmert, sollte sofort - jetzt - geheilt werden.

So wie bei einem Gewichtsproblem jede Problemzone ihre eigene Aussage über das falsche Denken und Handeln in dem dazugehörenden Bereich hat, hat auch das Rauchen für jeden Raucher eine persönliche Aussage. Diese Aussage, das Motiv, ist der Ursprung - der Grund warum geraucht wird. Dein Unterbewusstsein macht dich damit auf ein falsches Programm - dein mehr oder weniger bewusstes, falsches Denken und Handeln aufmerksam.

Die Ursache des Symptoms sollte nicht ignoriert werden, sie sollte bewusst erkannt und aufgearbeitet werden, das ist genaugenommen (über)lebenswichtig. Ansonsten wird dein Unterbewusstsein, wenn genügend negative Energie vorhanden ist, aus dem Symptom Rauchen ein körperliches Symptom machen, das körperliche Leiden beginnt. Egal, ob ein Lungen-, ein Gefäß- oder ein anderes Leiden daraus wird, dir wird jetzt die Rechnung serviert. Nur ein Bewusstseinsschritt, durch geistige Weiterentwicklung, kann jetzt (ohne etwas zu verdrängen) eine endgültige Lösung bringen. Das Symptom wird jetzt zum Wegweiser.

Rauchen ist also ein Krankheitssymptom und soll als solches, und nicht als Genuss, Gewohnheit oder anderes (v)erkannt werden.

Es hat keinen Sinn, den Raucher oder das Rauchen zu verteufeln oder zu verbieten, dadurch wird nur das Gegenteil erreicht. Niemand würde das Symptom

Schnupfen oder den Verschnupften so behandeln. Je mehr Ablehnung eine folgende Deutung bei dir hervorruft, umso sicherer ist das dein wunder Punkt. Um die Ursache (die Deutung des Symptoms) zu finden, sollten der Zeitpunkt des Beginns des Rauchens, die damalige persönliche Situation und das Umfeld genau betrachtet werden.

Egal ob die Unsicherheit in der Pubertät, der nicht realisierte Freiheits- oder Entdeckertraum, die Neugier oder andere in diesem Buch behandelten Gründe, zum ersten Griff zur Zigarette oder anderem Rauchzeug geführt haben, wenn die ersten Abwehrreaktionen des Körpers überwunden sind, macht sich nach den ersten Zügen der anregende oder beruhigende (je nach der Nikotinmenge) Effekt bemerkbar. Rauchst du das nächste Mal, um diese Wirkung wieder zu erreichen, bist du bereits abhängig und süchtig. Zu deinem Schutz gewöhnt sich der Körper langsam an das Nikotin und baut es auch schneller ab. Deshalb wird zum Erreichen der gewünschten Wirkung eine immer größere Nikotinmenge nötig. Deine Abhängigkeit vom Suchtgift Nikotin wird immer größer. Schließlich bist du, anstatt etwas zu genießen (was beim Rauchen sowieso eine Illusion ist), ausschließlich mit dem Vermeiden der Unlust, welche die vorherige Zigarette hinterlassen hat, beschäftigt, was früher oder später stressig wird. Das rasche Abbauen des Nikotins im Körper macht dann etwa alle zwanzig Minuten den nächsten Griff zur Zigarette notwendig. So kommst du auf deine dreißig bis vierzig Zigaretten am Tag. Das Rauchen bringt dir so die Beruhigung im stressigen Alltag oder es ersetzt dir den harmonischen Mitmenschen, was das Schweigen und Alleinsein begünstigt (dein Grundproblem). Oder du verwendest das Rauchen zur Anregung, was du aber auch durch Dynamik und nicht auf Kosten des Körpers erreichen könntest.

Als abhängiger, süchtiger Mensch bist du nicht mehr der Bestimmende in deinem Körper, das verstärkt wiederum deinen Minderwertigkeitskomplex, egal wodurch er entstanden ist. Auch jeder misslungene Entwöhnungsversuch trägt massiv dazu bei, wenn du es auch nicht zugeben willst.

Sehr viele Raucher haben in der Pubertät mit dem Rauchen begonnen. Die Kindheit ist vorbei, und mit der Pubertät beginnt ein neuer Lebensabschnitt. Das Gewohnte weicht dem Neuen, dem mehr oder weniger Unbekannten. Unsicherheit entsteht. Noch ist die sexuelle Erfahrung gering, das verantwortungsbewusste Verhalten eines Erwachsenen noch fern oder auf tönernen Füßen. Man möchte wohl, aber man traut es sich nicht zu. Jetzt ist es natürlich leichter, zu einer Zigarette, Alkohol oder Mutters Schminkzeug zu greifen.

So ahmt man das Erwachsensein nach und glaubt, erwachsen zu wirken. Immer wenn Jugendliche sehen, wie jemand (Eltern, Vorbild) zu rauchen beginnt, wird die Illusion weiter genährt, dass Rauchen ein Genuss oder eine Hilfe sei, dass man damit als Erwachsener dastehe, oder dass das Leben damit ausgefüllt sei. Viele Schauspieler, die als rauchende Vorbilder verwendet werden, rauchen im Privatleben nicht. Jeder von uns kennt den erbarmungswürdigen Anblick einer rauchenden Gruppe Jugendlicher. Durch das Verbotensein bekommt das Rauchen, so wie die Sexualität, zu diesem Zeitpunkt ein verruchtes Flair und wird deshalb noch verlockender. Es geht nicht um den Genuss, sondern um das Nachahmen der Erwachsenen. Das Gefühl, cool, tapfer, verwegen, groß zu sein, entsteht. Der Erfolg dieses Imponiergehabes und der Mutprobe ist meist dem Status in der Clique und dem anderen Geschlecht gegenüber notwendig, ist man doch innerlich voller Zweifel. In der nächsten Zeit wird sich das grundlegend ändern, nicht das Rauchen wird »in« sein, sondern das Nichtrauchen.

Auch körperliche oder schulische Schwächen werden durch das Rauchen und das dadurch vorgetäuschte Groß- und Erwachsensein übertüncht. Das Rauchen dient in diesem Alter also meist der Selbstbestätigung und dem scheinbaren Erwachsensein.

Ausführlicheres über das Rauchen in der Kindheit im Kapitel *Pubertät – Jugend und Rauchen.*

Als Kleinkind wird über Mund und Bauch die Welt erfahren. Seelischer und körperlicher Schmerz wird in den Bauch übertragen und dann mittels Schreiens kundgetan. Das Nuckeln an der Brust oder Flasche wird später mit Saugen am eigenen Daumen oder am Schnuller ersetzt. Weiterhin wird die Welt mit Vorliebe mittels des Mundes erforscht, später werden die Fingernägel, Kugelschreiber u.a. angeknabbert. Mit der Pubertät kommt der Wechsel von der Oralität hin zur Genitalität, der reifen Sexualität und dem Selbstständigwerden. Mangelt es aber an Selbstständigkeit und wird man nicht unabhängig, so tritt anstelle des Kusskontaktes der Rauchkontakt. Das oberflächliche, schädliche Rauchen ersetzt jetzt den gefühlsmäßigen, harmlosen Kusskontakt. Die Zigarette, Zigarre oder Pfeife kann auch einen lustvollen oralen Reiz auf die erogenen Zonen Mund und Lippen ausüben.

Meist sind diese Raucher auch am intensiven Saugen, am sogenannten »Zuzeln« hörbar zu erkennen. Das nicht ausreichend befriedigte orale Genussbedürfnis, das nicht wirklich Selbstständigwerden, das fehlende Selbstwertgefühl und das Zärtlichkeitsbedürfnis zeigen sich jetzt so. Bist du aus diesem Grund Raucher, dann wirst du, wenn du die Ursache nicht bewusst aufarbeitest und mit dem Rauchen aufhörst, oder wenn keine Zigaretten da sind, dein orales Genussbedürfnis, dein chronisches Unbefriedigtsein, mit Essen und Trinken stillen. Wenn du dich nicht dazu entschließt, erwachsen und selbstständig zu werden, wirst du Gewicht zulegen. Stell dich der Sexualität, lerne küssen, Lippen eignen sich auch sehr gut zum Singen. Früher hast du alles mit dem Mund erforscht, jetzt könntest du interessante Sachen sammeln. Änderst du dich bewusst, ist die Ursache für das Rauchen aufgelöst.

Beginnst du zu rauchen, wenn etwas nicht so läuft, wie du es gerne hättest, z. B. bei deiner Arbeit, deinem Vorgesetzten, deinen Mitarbeitern, deinem/r Partner/in, deiner Familie, dann solltest du, anstatt die Zigarette als Blitzableiter für deine aufgestauten Aggressionen zu verwenden, Eigenverantwortung übernehmen und dein Denken und deine Einstellungen in diesem Bereich bewusst überdenken und korrigieren.

Wenn dir die Zigarette nach dem stressigen Tag die Entspannung bringen soll, sollte dich das eigentlich zum Nachdenken über den Sinn deines Lebens, deiner Tätigkeit und deiner Einstellung dazu anregen.

Schüchternheit, mangelndes Selbstbewusstsein und Kontaktprobleme können auch mit Rauchen überspielt werden. Das gemeinsame Rauchen und Anbieten von Zigaretten könnte man auch mit der Friedenspfeife der Indianer vergleichen. Die friedlichen Absichten werden gezeigt und so wird die Kontaktaufnahme erleichtert.

Du bietest oder nimmst eine Zigarette, Feuer oder vielleicht einen Aschenbecher an und hast damit einen Kontakt zu den anderen hergestellt, das Eis ist gebrochen, die eigene Unsicherheit ist damit überspielt. Zwischenmenschliche Hemmungen werden so abgebaut. Unsicherheit, Unbeholfenheit und mangelndes Selbstbewusstsein werden so in vorgegaukelte Sicherheit und Lässigkeit umgewandelt.

Auch die Frage »Stört es Sie, wenn ich rauche?«, die Bereitschaft die Zigarette auszudrücken oder das Gegenüber bewusst vom Rauch zu verschonen, ermöglicht die Kontaktaufnahme (man ist ja so rücksichtsvoll und freundlich). Man könnte die Rücksicht und Freundlichkeit dem Nichtraucher gegenüber auch so sehen, dass der Raucher nur die Freiheit andere anzustinken, unterlässt. So gesehen ist auch das Anbieten von Zigaretten oder Feuer nur der mickrige Versuch Kontakt aufzunehmen, da man ansonsten zu wenig Mut und Selbstbewusstsein dazu hat. Einem nervösen Nichtraucher gegenüber hat der Raucher den Vorteil, dass er seine Hände und Finger beschäftigen kann und sich notfalls hinter dem Rauchvorhang verstecken kann. Mit den Rauchutensilien und dem Rauch kann der Raucher auch ohne Worte (die er sich wahrscheinlich nicht auszusprechen traute) sein Territorium abgrenzen. Das krampfhafte Festhalten an der Zigarette gibt manchem den inneren Halt und die Sicherheit, wodurch er seine Hemmungen und sozialen Ängste besser kontrollieren kann.

Erkenne die Ursache für deine mehr oder weniger bewussten Hemmungen und arbeite sie bewusst auf. Es gibt keine »besseren«, »schlechteren« oder »minderwertigeren« Menschen. Baue dein Selbstwertgefühl auf, entwickle dich weiter, eigne dir wirkliches Wissen an, und du kannst wieder ohne Hemmungen kommunizieren.

Sehr hilfreich dazu sind meine Bücher »Der Weg zu Gesundheit, Wohlstand und Harmonie« und Das Buch über die Geschichte des Werdens & die Geschichte des Seins«.

Mit einer Zigarettenpause kann man eine ungute Situation oder ein Gespräch ab- oder unterbrechen, anstatt sich bewusst damit auseinanderzusetzen. So wird die Zigarette zur netten Krücke, aber den Mitmenschen wird dadurch auch bewusst, welche schwache, instabile Persönlichkeit man in Wirklichkeit ist. Ist also Frust über deine Schüchternheit, deine mangelnde Tapferkeit, deine Unsicherheit und deine mangelnde Kontaktfähigkeit der Grund für dein Rauchen, dann solltest du dein Selbstwertgefühl und dadurch dein Selbstbewusstsein aufbauen. Betreibe Sport, fördere dein Wissen, aber versteck dich nicht weiter hinter dem Rauch.

Auch nicht abgebaute Aggressionen können über das »Vernichten« der (Wut-)Zigarette (die Zigarette ist das Symbol für das Gehasste) abgebaut werden. Richtig wäre, sich mit der Ursache des Wutgefühls bewusst auseinanderzusetzen und sie aufzuarbeiten.

Auch nicht bewusst aufgearbeitete Angst, egal welcher Art, kann die Grundursache für das Rauchen sein. Mit jedem Zug an der Zigarette werden die Gefäße noch enger und dadurch verstärkt sich die Mangeldurchblutung. Die chronisch kalten Füße und Hände sind der Anfang, der Herzinfarkt oder das Raucherbein die Steigerung. Der Griff zur Zigarette löst das Problem nicht auf. Die kalten Angstschauer oder die kalten Füße sind der Hinweis darauf, dass du, anstatt dich deiner Angst zu stellen, sie bewusst aufzuarbeiten, dich lieber zurückziehst, dich verkriechst. Stell dich der Ursache deiner Angst, arbeite sie bewusst auf.

Heute ist die Zigarette auch für die Karrierefrau ein (bereits überholtes) Zeichen des Aufstiegs, der Emanzipation und der Macht. Du solltest leben, aber dich nicht zum Sklaven machen lassen.

Arbeite um zu leben, aber lebe nicht um zu arbeiten.

Das Rauchen wird auch als Ersatz für wirkliche (innere) Macht und Autorität benutzt. Nicht verwirklichte Kreativität, mehr oder weniger verdrängte Unterlegenheitsgefühle und mangelndes Selbstbewusstsein werden hinter einer großspurigen, rücksichtslosen »Ich bin der oder die Größte«-Fassade versteckt. Wenn du glaubst, dass du wirklich so groß oder so gut bist, dann miss dich mit deinesgleichen, gehe, wenn du es dir wirklich leisten kannst, ins Casino, werde Clubmitglied in einem exklusiven Club, oder betreibe Sport dessen Sozialprestige hoch ist, aber blase nicht deinen Rauch (oft Zigarrenrauch) von oben auf die anderen herab oder ihnen in das Gesicht. Werde ehrlich zu dir selbst und nimm deine Maske ab. Echte Größe benötigt keine Bestätigung.

Im Anfangsstadium des Rauchens reden sich die meisten noch ein: Ich höre ganz leicht wieder auf, nicht heute, aber bald. Dann kommt früher oder später die Situation auf dich zu, wo du an der Menge deiner Willenskraft zu zweifeln beginnst, oder du kommst zu der irrigen Überzeugung, dass die Zigarette das enthält, was dir zum Genießen deines Lebens fehlt.

Einer der meist unbewussten Gründe mit dem Rauchen zu beginnen sind die vielen Mitmenschen, die bereits rauchen. Es wird dir nicht glaubhaft erscheinen, wenn viele davon sagen, sie hätten am besten aus diesem oder jenem Grund nie damit begonnen.

Es gibt viele Gründe, mit dem Rauchen zu beginnen.

In der Jugend sind die Ursachen meist:

- Das Ansehen zu heben, cool zu wirken
- Um älter zu erscheinen
- Um nicht gehänselt zu werden
- Als Mutprobe
- Um Verboten zuwiderzuhandeln
- Rebellion gegen die Eltern
- Wegen des Reizes
- Um andere Personen (Vorbilder) zu imitieren
- Weil die Eltern rauchen

Später und für das Beibehalten der Rauchgewohnheit sprechen dann:

- Die stimulierende Wirkung des Tabaks
- Um Situationen des Ärgers leichter zu überstehen
- Um sich zu konzentrieren
- Um Langeweile zu überbrücken
- Zum Entspannen
- Zum Überwinden von Minderwertigkeitsgefühlen oder Angst
- Um so Kontakte mit anderen herzustellen.
- Um Sicherheit in der Gesellschaft zu haben
- Wegen der Geselligkeit
- Um den Erwartungen der Mitmenschen (Gesellschaft) zu entsprechen

Dem gegenüber könnte man z. B. damit argumentieren:

Die Zigarette verschafft dir nur scheinbar eine Entspannung. Der erhöhte Pulsschlag durch das Rauchen und die Abhängigkeit vom Nikotin verursachen früher oder später sogar Dauerstress für deinen Körper.

Arbeite die Probleme des Tages bewusst auf, schalte ab, denke an angenehme Sachen oder versuche, an gar nichts zu denken - meditiere - dann brauchst du auf der Suche nach Entspannung nicht deinen Körper zu ruinieren.

Die Illusion, dass Rauchen die Konzentration fördert, ist auch nicht korrekt. Will sich ein Raucher konzentrieren, zündet er sich meist automatisch eine Zigarette an. Damit stillt er aber nur sein Verlangen nach Nikotin. Durch das Rauchen verengen sich die Blutgefäße, und durch den Sauerstoffmangel lässt die Konzentration früher oder später nach. Wirkliche Konzentration lässt dich das Rauchen vergessen.

Das Rauchen füllt auch keine Leere, Rauchen schafft sie erst.

Rauchen hilft auch nicht gegen Langeweile, da die Langeweile ein geistiger Zustand ist. Beschäftige dich lieber mit etwas Sinnvollem, z. B. einem Hobby.

Auch Selbstvertrauen und Mut erreichst du nicht durch Zigaretten, sondern nur, wenn du die Ursache für deinen Komplex erkennst und sie bewusst aufarbeitest, anstatt dein Selbstvertrauen und deinen Mut durch deine Sucht und Schwäche immer weiter zu zerstören.

Jeder Mensch kann selbst denken und beurteilen. Nur Denkfaule sind den äußeren Einflüssen und denen der Medien, denen du persönlich vollkommen egal bist, die nur dein Geld wollen, ausgeliefert.

Auch das Rauchen aus Gewohnheit ist eine faule Ausrede, denn du änderst im Leben laufend deine Gewohnheiten.

Stellst du das Rauchen nur als schlechte Gewohnheit hin, dann frag dich, warum du dir andere Gewohnheiten leichter abgewöhnen kannst als das Rauchen. Jetzt musst du einsehen, dass es keine schlechte Gewohnheit, sondern ein Suchtverhalten ist, wenn du dich von etwas Ungesundem, nicht gut Schmeckendem aber Teurem, nicht leicht trennen kannst.

Wenn du glaubst, rauchen zu müssen, um deine Finger oder Hände zu beschäftigen, dann setz dich mit der Ursache deiner Nervosität bewusst auseinander und arbeite sie auf.

Rauchen kann auch kein Ersatz für die Mutterbrust sein, du läufst ja auch nicht mit einem Schnuller im Mund herum.

Rauchen verfeinert auch kein Essen. Es reduziert früher oder später deinen Geschmacks- und Geruchssinn. Die meisten Raucher genießen das Essen gar nicht, da sie es kaum erwarten können, sich die nächste Zigarette anzuzünden – sich die nächste Dosis Nikotin zu geben.

Genauso wenig können Raucher ein Theaterstück, einen Film u.a. genießen, fiebern sie doch in ihrer Sucht bald der nächsten Pause entgegen.

Manche Raucher reden sich auch darauf hinaus, dass sie jemanden kennen oder gekannt haben, der zwei oder mehr Packungen Zigaretten am Tag raucht oder geraucht hat, der nie krank war und trotzdem achtzig Jahre alt geworden ist. Wie viele Raucher aber unnötigerweise viel früher sterben mussten, oder die Tatsache, dass der Bekannte, wenn er nicht geraucht hätte noch leben könnte, wird ignoriert.

Das könnte man mit einer Person vergleichen, die bei einem Sturz von einem zehnstöckigen Hochhaus, beim Vorbeifliegen am fünften sagt: »Bis jetzt ist es gutgegangen«.

Jede Zigarette ist wie eine Zündschnur, die brennt. Mit jeder Zigarette kommst du der Explosion näher.

Es stimmt auch nicht, wenn oft behauptet wird, die Raucher seien willensschwache und/oder körperlich verweichlichte Menschen. Man muss einen sehr robusten und widerstandsfähigen Körper haben, um die alltägliche und die durch das Rauchen zusätzliche Belastung so lange ertragen zu können, bis der Körper vom Unterbewusstsein gesteuert unterliegt – zusammenbricht – aufgibt.

Viele Raucher sind willensstarke Personen, die sich in verantwortungsvollen und qualifizierten, meist stressigen Positionen befinden. Sie sind nur der irrigen Meinung, dass das Rauchen ihnen ihre stressige Situation erleichtert oder sie entspannt.

Wenn man darauf achtet, was angespannte, gereizte oft aggressive Menschen nach dem Loslösen aus der negativen Situation tun, wird man bemerken, dass sie sich eine Zigarette anzünden. Die Häufigkeit, in negative, stressige Situationen zu kommen, ist bei Rauchern bedeutend höher als bei den Nichtrauchern.

Das Gefühl der Panik, das einen Raucher überkommt, wenn er befürchtet, dass ihm die Zigaretten ausgehen, oder dass der Nachschub nicht funktionieren könnte, ist ebenfalls Stress, den ein Nichtraucher nie hat. Wird ein Raucher, aus welchen Gründen auch immer, am Rauchen gehindert, zeigt sich seine innere Anspannung über die unruhigen Hände und Finger, oft auch über die unruhigen Füße. Ist er doch gerade gezwungenermaßen auf Entzug.

Rauchen beseitigt Stress nicht, sondern verursacht ihn. Wäre es anders, würden alle Raucher im Vergleich zu den Nichtrauchern deutlich gelassener und ruhiger sein.

Die meisten Raucher haben das Gefühl der Leere, des Ausgeliefertseins, der Unsicherheit oder das Gefühl, etwas zu versäumen, wenn sie nicht rauchen.

Für die Illusion der Ruhe, Gelassenheit, des Wohlgefühls, der Stärke und der Selbstsicherheit setzt der Raucher seine Gesundheit, seine Selbstachtung, sein Selbstwertgefühl und sein Selbstvertrauen, seine innere Ruhe und wirkliche Gelassenheit und viel Geld aufs Spiel.

Wird ein Raucher gefragt, wie viele Zigaretten er an diesem Tag geraucht hat, wird er sich sicherlich nur an einen Bruchteil, nur an markante (die erste, die nach dem Kaffee, die Verdauungszigarette usw.) Zigaretten erinnern können. Nicht nur, dass er keinen wirklichen Genuss empfindet, oft merkt er auch gar nicht, dass er schon wieder raucht.

Wie du wahrscheinlich bereits erkannt hast, kann man oft schon von der Zigarettenmarke, spätestens von den körperlichen Symptomen her, auf die Ursache für das Rauchen - die unerfüllten Bedürfnisse - schließen. Auch die Angst vor einem bestimmten Symptom kann auf die Ursache zurückführen. Siehe meine Bücher »Umdenken - der Weg aus der Krankheit«, »Der Weg zu Gesundheit, Wohlstand und Harmonie« und »Das Buch über die Geschichte des Werdens & die Geschichte des Seins«.

Auch die Antwort auf die Frage: »Was fehlt mir, wenn ich nicht mehr rauche?« führt dich zur Ursache hin. Und die Frage: »Was ersetzt mir dieses Bedürfnis genauso gut oder sogar noch besser als das Rauchen?«, bringt dir eine Alternative.

Jetzt kannst du damit die Lücke, die ansonsten das Rauchen füllt, ausfüllen. Diese Lücke ist die gefühlsmäßige Leere, die zwischen dem Rauchen der einen und der nächsten Zigarette entsteht. Nur wenn dein dementsprechendes Bedürfnis wirklich befriedigt ist, ist dein Rauchproblem endgültig eliminiert.

Erkennst du die Ursache für das Rauchen wirklich nicht selbst, kann dir eine Rückführung zur Ursache weiterhelfen.

Raucher sind also abhängige, selbstunsichere, ängstliche und erwachsen spielende unreife Menschen, die mit sich selbst nicht klarkommen und zur Verschleierung ihres Problems zur Zigarette greifen.

Symptome – Folgen

Wurde mit dem Rauchen vor dem 15. Lebensjahr begonnen und wurde es allmählich gesteigert, ist das Risiko am höchsten. Im Alter von 30 Jahren und bei einem Konsum von 20 Zigaretten verringert sich die Lebenserwartung im Vergleich zum Nichtraucher um ca. fünf Jahre, bei 40 Zigaretten um ca. acht Jahre. In der Altersgruppe zwischen 35 und 55 Jahren liegt die Sterberate im Vergleich zu den Nichtrauchern bis zum Dreifachen höher.

Das Risiko an Lungenkrebs zu sterben ist für den Raucher 14-mal größer als für den Nichtraucher,

- an Mundkrebs zu sterben 4-mal,
- an Speiseröhrenkrebs zu sterben 3,5-mal,
- an Kehlkopfkrebs zu sterben 5,5-mal,
- an Bronchitis und Emphysem zu sterben 6-mal,
- an Gefäßkrankheiten (ohne Arteriosklerose) zu sterben 2,5-mal,
- an Herzkrankheiten zu sterben 2-mal,
- an Magen- und Darmgeschwüren zu sterben 4-mal,
- an Blasenkrebs zu sterben 2-mal so groß.

An Herzkranzgefäßerkrankungen erkranken Raucher 2-mal häufiger als Nichtraucher.

An Angina pectoris und Herzinfarkt erkranken unter 45-jährige Raucher 3-mal öfter als Nichtraucher. Bei bis zu 60 Jahre alten Rauchern ist die Häufigkeit noch einmal um 60 Prozent höher.

Es gibt unter den Rauchern mehr Alkoholiker als bei den Nichtrauchern, deshalb ist auch die Gefahr der Leberzirrhose bei den Rauchern 2,5-mal größer.

Die durch das Rauchen gestörte Sauerstoff-, Nähr- und Vitalstoffversorgung des Organismus und die chronischen Vergiftungen zeigen sich als:

- Chronische Lethargie, Abgespanntheit, Unlust und Müdigkeit
- Chronische Kopfschmerzen
- Chronische Konzentrationsstörungen und Gedächtnisschwund
- Chronische Schlafstörungen
- Chronische Augenprobleme
- Chronische Probleme mit der Nase
- Chronische Probleme mit der Verdauung
- Verminderte Leistungsfähigkeit
- Verminderte Reaktionsfähigkeit
- Neigung zu Depressionen und Angstzuständen
- Schwächung des Immunsystems
- Atemstörungen

Der Hinweis auf eine Immunschwäche ist die erhöhte Anfälligkeit für Erkältungskrankheiten. Auch die Schädigungen der Atemwege durch den Tabakrauch tragen dazu bei. Durch die Immunschwäche verlaufen Erkrankungen bei den Rauchern oft schwerer und sie halten länger an, da die Selbstheilungskräfte reduziert sind. Durch das Rauchen entsteht auch ein Vitamin-C-Mangel und ein Mangel an anderen Vitalstoffen, was auch zur Immunschwäche beiträgt. Dadurch fehlen auch teilweise die körpereigenen Abwehrstoffe, welche die entarteten Zellen bekämpfen. Krebs kann so leichter entstehen. Dazu tragen auch noch die schlechte Sauerstoffversorgung der Zellen und die krebserregenden oder begünstigenden Schadstoffe aus der Umwelt und dem Rauchen bei. Auf der mentalen Ebene ist das mehr oder weniger bewusste Schuldgefühl mit ein Auslöser.

Durch die chronische Nikotinvergiftung können auch Hör- und Sehstörungen bis hin zu Netzhautstörungen auftreten.

Das Rauchen bringt nicht nur einen ekeligen, abstoßenden Mundgeruch mit sich, sondern auch vom Nikotin verfärbte Zähne und Finger.

Die Lippen, die mit dem Mundstück der Zigarette, Zigarre oder der Pfeife in direktem Kontakt sind, neigen durch die chronische Reizung zu krebsigen Entartungen. Die Präkanzerose (Vorkrebsstadium) zeigt sich mit einer weißlichen, schwieligen- oder warzenähnlichen Verdickung meist an der Unterlippe. Daraus kann ein Lippenkarzinom werden. Später werden vom Lippenkrebs Tochterzellen (Metastasen) ausgestreut, dann ist der Ausgang meistens tödlich.

Die chronische Reizung der Mundschleimhaut und der Zunge durch den Rauch kann ebenfalls zur Präkanzerose führen, die dann unbehandelt zum Krebs übergeht. Wird das Vorstadium nicht beachtet, breiten sich Wucherungen im Mund und Rachen aus, diese streuen dann die Tochterzellen aus. Die Heilungsaussichten schwinden.

Auch die chronische Reizung der Speiseröhrenschleimhaut durch den Rauch oder geschluckten Tabaksaft kann krebsig entarten. Das führt dann zum Verhärten und Verengen der Speiseröhre. Vorzeichen wären Schluckbeschwerden, Erbrechen, Mundgeruch und Schmerzen hinter dem Brustbein. Wenn diese Hinweise nicht beachtet werden, werden Tochterzellen ausgestreut, die in anderen Organen Krebs verursachen. Feste Nahrung kann nicht mehr geschluckt werden, man magert rasch ab, der Körper verfällt rasch und der Tod tritt ein.

Rauchen verändert die Sinneswahrnehmung z.B. den Geruchs- und Geschmacksinn.

Das Geruchs- und Geschmacksvermögen leidet langsam aber stetig. Das Geruchsempfinden stumpft ab (eine Art Selbstschutz, da sich der Raucher, bliebe er sensibel, bald selbst nicht mehr riechen könnte).

Die Geschmacks- und Geruchsrezeptoren in der Nase und der Mundhöhle werden durch das Austrocknen der Schleimhäute, durch den intensiven Eigengeschmack und -geruch des Tabakrauchs langsam geschädigt. Gibt man das Rauchen auf, können die Geruchs- und Geschmackseinbußen wieder teilweise rückgängig gemacht werden.

Durch die zahlreichen Schadstoffe des Tabakrauchs kann fast der ganze Körper mehr oder weniger geschädigt werden, schlimmstenfalls endet es mit dem Tod. Meistens wird die Angst vor den Gesundheitsschäden verdrängt.

Da fast alle Ursachen, die zum Rauchen führen, mit Kommunikation zusammenhängen, ist auch die Erkrankung der Atemwege und Atmungsorgane der Hinweis darauf. Zuerst eine kleine Reizung der Atemwege, dann Husten und später eine chronische Bronchitis, Atemstörungen, Lungenemphysem, danach im Extremfall Bronchial- und Kehlkopfkrebs.

Die Hinweise (Frühwarnzeichen) für ein Kehlkopfkarzinom sind:

Kratzen im Hals, Hustenreiz, Heiserkeit, Trockenheit im Hals, Fremdkörpergefühl im Hals, Schwellen der Halslymphknoten, Schmerzen, die in die Ohren ausstrahlen.

Die Kehlkopfkarzinome sind unterschiedlich im Verlauf.

3 Hauptformen und ihre Symptome

Das Stimmbandkarzinom führt frühzeitig zu chronischer Heiserkeit und streut erst relativ spät seine Tochterzellen (Metastasen) aus. Dies ist die gutartigste Form.

Das Supraglottische Karzinom, oberhalb der Stimmbänder, verbreitet früh seine Tochterzellen in die seitlichen Halslymphen. Die Warnhinweise, Heiserkeit und ein Druckgefühl im Hals, treten erst spät auf.

Das Hypopharynxkarzinom ist im unteren Teil des Kehlkopfs zu finden und bildet ebenfalls frühzeitig Tochterzellen aus. Die Warnzeichen, Schluckbeschwerden und ein Fremdkörpergefühl, treten relativ spät auf.

Die chronische Bronchitis und der dazugehörende Raucherhusten können nicht nur eine ernsthafte Erkrankung sondern auch schon eine Vorstufe zum Bronchialkarzinom sein. Der inhalierte Rauch hat bereits den Wald aus Flimmerhärchen, der mit einem Schleimteppich die Lunge reinigt, geschädigt, später ist dieser total zerstört.

20 Jahre lang täglich 20 Zigaretten geraucht, ergeben 6 kg Ruß für die Lunge.

Der geübte Raucher, der beim Inhalieren nicht mehr hustet, ist bereits krank.

Durch die Zerstörung der Flimmerhärchen ist die Lunge nicht nur den Schadstoffen durch das Rauchen, sondern auch den Schadstoffen der Umwelt schutzlos ausgeliefert.

Die nicht mehr abtransportierten Schmutz- und Teerbestandteile reizen die Schleimhaut immer weiter und ermöglichen dadurch die Entstehung von Karzinomen. Die Lunge verfärbt sich im Laufe des Raucherdaseins von hellrot bis dunkelgrau.

Durch die dauernde Reizung der Bronchien kommt es zu einer vermehrten Schleimabsonderung, die sich in den Bronchien staut. Durch Husten soll dieser Schleim jetzt ausgestoßen werden. Der Husten kann aber die Funktion der Flimmerhärchen nur teilweise ersetzen. Am Morgen ist die Schleimmenge groß, darum wird mit dem morgendlichen verstärkten Husten, Hüsteln und Räuspern versucht, die Atemwege zu reinigen.

Im Laufe der Zeit verengt und verlegt der restliche Schleim die kleinen Atemwege, er bildet einen günstigen Nährboden für Krankheitserreger, eine eitrige Entzündung kann entstehen.

Die andauernde Verschleimung und Reizung der Bronchien behindert die Atmung immer mehr. Die Sauerstoffaufnahme und der Sauerstofftransport werden eingeschränkt. Der Organismus reagiert auf den Sauerstoffmangel mit beschleunigter, aber oberflächlicher Kurzatmung. Am Anfang geschieht das bei einer körperlichen Anstrengung, später wird es zum Dauerzustand, der mit körperlichem und geistigem Abfall des Leistungsvermögens und organischen Störungen Hand in Hand geht.

Die Lungenbläschen in den Bronchien, wo der Sauerstoff in das Blut übergeht, verlieren frühzeitig ihre Elastizität, was den Gasaustausch mit dem Blut einschränkt. Später platzen sie und es entstehen größere Blasen, was den Gasaustausch immer mehr behindert. Durch den vermehrten Schleim kommt es zu Entzündungen oder Eiterungen, was die Lungenbläschen weiter schädigt. Die Bestandteile des Teers helfen mit, die Trennwände der Lungenbläschen zu zerstören. Es entstehen größere Hohlräume. Diese Lungenblähung (Emphysem) zeigt sich durch die typische Kurzatmigkeit vieler Raucher.

Ein fortgeschrittenes Stadium eines Lungenemphysems erzeugt eine dauernde quälende Atemnot, bläuliche Lippen, eine bläuliche Gesichtsfarbe, einen gewölbten Brustkorb – ein Fassthorax entsteht. Zur quälenden Atemnot kommen jetzt auch noch Herzschäden.

Ca. 85 Prozent der Bronchialkarzinompatienten sind Zigarettenraucher. Bis zur Entwicklung des Karzinoms können zwanzig Jahre vergehen. Wird die Krankheit im Frühstadium erkannt, ist die Überlebenschance unter 10 Prozent. Der Bronchialkrebs wuchert rasch ins gesunde Gewebe und erzeugt früh Metastasen, deshalb ist er so bösartig.

Frühwarnzeichen für den Bronchialkrebs

Langsam zunehmende Atemnot, leichter, mäßiger Druck- oder Fremdkörpergefühl hinter dem Brustbein, leichte, unklare Rückenbeschwerden, anhaltender trockener Reizhusten mit wenig Auswurf, chronischer schleimiger oder eitriger Auswurf ohne Blutspuren, Blutfasern im Auswurf oder (rötliche) Verfärbung.

Hält eines dieser Symptome länger als zwei Wochen an und reagiert es auf keine übliche Therapie, kann ein Bronchialkarzinom bestehen. Eine rasche fachliche Untersuchung schafft Klarheit.

12 bis 14 Jahre nach dem Aufhören zu rauchen entspricht das Bronchialkrebsrisiko in etwa wieder dem eines Nichtrauchers.

Schreitet das Bronchialkarzinom fort, verschlimmern sich die Symptome. Die Atmung und der Husten werden quälender, die Schmerzen in der Brust nehmen zu. Eine starke Gewichtsabnahme mit einem schweren Krankheitsgefühl tritt auf. Die Metastasen werden über die Blut- und Lymphbahnen in Gehirn, Wirbelsäule, Knochen, Leber, Nieren und Nebennieren verteilt.

Nikotin, Kohlenmonoxyd und die anderen Schadstoffe im Rauch beschleunigen die Alterung der Gefäße. Dadurch kommt es zur Arteriosklerose. Die Verkalkung der Herzarterien löst, da der Herzmuskel nicht mehr mit dem nötigen Blut versorgt wird, Störungen der Herzfunktionen bis hin zum Infarkt aus.

Beim Rauchen kann die Arteriosklerose im gesamten arteriellen System auftreten.

Die kalten Hände und Füße sind der erste Schritt zum Raucherbein oder Herzinfarkt. Die Hauttemperatursenkung kann an den Händen und Füßen bis zu 5° C betragen.

Die zunehmenden Durchblutungsstörungen und der Sauerstoffmangel in der Beinmuskulatur führen zum typischen Raucherbein.

Der Hinweis auf ein Raucherbein sind Muskelschmerzen, die beim längeren Gehen auftreten. Die schmerzlose Wegstrecke wird immer kürzer und die notwendigen Pausen immer länger. Später sind die Schmerzen auch im Ruhezustand vorhanden. Sind die Beinarterien völlig verlegt, stirbt das Gewebe ab. Mit einer Amputation muss gerechnet werden.

Wenn die Sauerstoffmangelversorgung des Herzmuskels durch das Rauchen anhält, entstehen dauerhafte Schäden. Diese können sich bei körperlicher Anstrengung durch spontan auftretende ungute Gefühle oder Schmerzen in der Herzgegend, die von Angstgefühlen begleitet sein können, zeigen. Treten diese Symptome auch im Ruhezustand auf, ist das der Hinweis auf eine stärkere Arteriosklerose der Herzkranzgefäße.

Nikotin erhöht auch die Herzschläge, wodurch der sauerstoffunterversorgte Herzmuskel noch mehr zu leiden hat. Auch Herzrhythmusstörungen verschlimmern jetzt die Lage. Jetzt könnte schon eine Zigarette ausreichen, um einen Herzanfall auszulösen. Der Herzinfarkt droht.

20 Zigaretten am Tag inhaliert, erhöht das Infarktrisiko gegenüber einem Nichtraucher um das Sechsfache. Wenn Risikofaktoren wie hoher Blutdruck, hohes Blutfett, Übergewicht und Stress dazukommen, erhöht sich das Risiko bis zum Zwölffachen.

Eine Vorstufe des Herzinfarktes ist die Herzenge – Angina pectoris, sie entsteht durch eine Mangeldurchblutung und Mangelernährung des Herzgewebes.

Fast alle Herzinfarktpatienten unter vierzig Jahren sind Raucher.

Der Herzinfarkt kündigt sich meist schon einige Wochen vorher an. Z.B. durch spürbares Herzklopfen, Schmerz-, Druck- und Engegefühl in der Herzgegend. Durch ein beengendes Gefühl in der Brust, Atemnot und Hustenreiz, Kraftlosigkeit im linken Arm. Auch durch Kiefer-, Kehlkopf-, Nackenschmerzen, Sehstörungen, Anschwellen der Unterschenkel und oft auch durch Durchfall oder Verstopfung. Schlafstörungen, Neigung zu Depressionen, Leistungsschwäche, Erschöpfung, Beschäftigungsdrang, Gereiztheit, Unfähigkeit zur Entspannung und ein verändertes Sexualverhalten können ebenfalls Hinweise sein.

Auf nur leichte, unklare Beschwerden achtet man meist nicht, aber auch dieser stumme Infarkt ist, da er meist nicht erkannt und behandelt wird, gefährlich.

Beim akuten Infarkt treten heftige Schmerzen in der Herzgegend und unter dem Brustbein auf. Sie können bis in den Hals, den linken Arm, oder auch bis in den Bauch ausstrahlen. Der Puls ist kaum noch fühlbar und der Blutdruck ist fallend. Es kommt zur Atemnot, blasser oder grau-bläulicher Gesichtsfarbe, bläulichen Lippen und kaltem Schweißausbruch. Die Todesangst zeigt sich durch Unruhe oder auffälliger Ruhe. Die Örtlichkeit des Infarktherdes und rasche Hilfe sind entscheidend für den Ausgang. Im Idealfall heilt der Infarkt, ohne größere, bleibende Schäden zu hinterlassen, durch Vernarbung ab. Wird nicht umgedacht und die bisherige Lebenseinstellung nicht geändert, kommt es früher oder später zum nächsten Infarkt.

Nikotin verursacht auch eine krampfartige Verengung der Blutbahnen, das erhöht den Blutdruck. Der beim Rauchen meist beschleunigte Herzschlag und die fortschreitende Arteriosklerose erhöhen ebenfalls den Blutdruck. Dazu kommt meistens noch Stress. Der Bluthochdruck verursacht, da er meist langsam entsteht, lange Zeit keine nennenswerten Beschwerden. Sollten aber Herzbeschwerden, Schwindel, Kopfschmerzen oder Ohrensausen auftreten, dann sollte der Blutdruck beobachtet werden, da es sonst zu Herz-Gefäßschäden kommt.

Durch das Rauchen vermehren sich auch die sauren Magensäfte, die Durchblutung der Magenschleimhaut ist reduziert und eine chronische Entzündung kann entstehen. Die Magenschleimhaut und die Verdauungsdrüsen werden abgebaut. Aus dieser chronischen Gastritis kann in weiterer Folge ein Magen- oder Zwölffingerdarmgeschwür werden. Raucher leiden 4-mal häufiger an Magen- und Zwölffingerdarmgeschwüren und doppelt so häufig an Magenkrebs wie Nichtraucher. Die Hinweise auf ein Geschwür zeigen sich in Form von Übelkeit, Völlegefühl und Appetitmangel. Schmerzen im nüchternen Zustand und gleich nach dem Essen weisen auf ein Magengeschwür hin. Auf ein Zwölffingerdarmgeschwür weisen Schmerzen, die erst Stunden nach den Mahlzeiten auftreten, hin. Diese Schmerzen können auch in den Rücken ausstrahlen und werden deshalb öfters der Wirbelsäule zugeordnet.

Übergeht man diese Hinweise, können diese Geschwüre in den Bauchraum durchbrechen und dort eine akute lebensbedrohende Bauchfellentzündung verursachen. Chronische Geschwüre erhöhen das Krebsrisiko.

Die meisten aus dem Tabakrauch aufgenommenen Schadstoffe werden mit dem Urin ausgeschieden, das kann die Blasenschleimhaut chronisch reizen und unter Umständen Krebs verursachen. Blut im Urin und abnormaler Harndrang können als Warnzeichen auftreten.

Langjähriges Rauchen kann durch die Durchblutungsstörungen im Bauch und Beckenraum auch zu Potenzstörungen und Impotenz führen. Versagen bringt Angst und Befürchten, das erfordert wieder das Rauchen – Ergebnis: Versagen usw.

Rauchen schädigt auch die Keimdrüsen. Die Schädigung der Spermien kann zur Zeugungsunfähigkeit oder zu Missbildungen beim Kind führen. Genauso können die Eizellen geschädigt werden, das kann dann zur Unfruchtbarkeit oder zur Geburt von missgebildeten Kindern führen. Auch eine Verkrampfung der Eileiter, die sie für die Eizellen undurchgängig macht, kann durch das Rauchen entstehen. Rauchen begünstigt auch Regelstörungen. Hormonelle Hautprobleme, die Erschlaffung des Bindegewebes und damit auch die Faltenbildung werden durch das Rauchen gefördert. Die Wechseljahre setzen früher ein und damit die frühzeitige Alterung.

Durch die immer schlechtere Durchblutung und den Sauerstoffmangel in den Muskeln und Organen werden früher oder später deren Funktionen immer mehr eingeschränkt, was sich dann als Leistungsabfall, Energielosigkeit und weitere organische Beschwerden zeigt.

Auch das Selbstwertgefühl leidet.

Das falsche Gedankenmuster, das hinter jedem Symptom steht, ist ausführlich in meinem Buch »Umdenken – der Weg aus der Krankheit« beschrieben. Zum Erkennen und Aufarbeiten empfehlte ich das Kapitel *Fragen an dein Höheres Selbst* und die Bücher »Der Weg zu Gesundheit, Wohlstand und Harmonie« und »Das Buch über die Geschichte des Werdens & die Geschichte des Seins«.

Mentale Erklärung der Symptome

Nicht aufgearbeitete (nicht bewusst damit auseinandergesetzt) Anspannungs- und Stressgefühle machen bei den Rauchern den Griff zur Zigarette oder anderem Rauchzeug nötig.

Das Blockieren der roten Blutkörperchen durch das giftige Kohlenmonoxid behindert das ordnungsgemäße Fließen der Lebensenergie. Das ist der Hinweis auf die durch Frust (durch dein Dramatisieren bestimmter Ereignisse ist in dir ein falsches Weltbild entstanden, du machst dir auch laufend unnötige Sorgen) selbst behinderte Kommunikation mit deinen Mitmenschen. Lerne wieder, dich und die anderen vorurteilslos zu lieben, akzeptiere dich so, wie du bist und trachte danach, wieder Herr über deine Gefühle zu werden. Arbeite die Ursache bewusst auf, dann kannst du wieder frei kommunizieren. Vertraue dem Fluss des Lebens.

Das einer Betäubung ähnliche Gefühl und die Schlafstörungen weisen auf das Im-Leben-nicht-abschalten-Können, nicht entspannen Können hin. Wird die Ursache, um die sich alles dreht, bewusst aufgearbeitet (Konfrontation anstatt Verdrängen), ist der Hinweis über den Körper überflüssig.

Die erhöhte Herzfrequenz und der erhöhte Blutdruck sind der Hinweis darauf, dass du dich in deiner derzeitigen Situation im Kreis bewegst, und zum Umdenken nicht bereit bist. Du machst wahrscheinlich aus einer Mücke einen Elefanten und wahrscheinlich machst du auch die Probleme der anderen zu deinen. Durch dein schwaches Selbstbewusstsein bist du schnell verunsichert und empfindlich. Höre auf, alle anderen zu verbessern. Kümmere dich um deine eigenen Probleme, denn jeder ist für sein Leben selbst zuständig und verantwortlich. So nimmst du dir eine große Last vom Herzen.

Die Hauttemperaturabsenkung durch das Verengen der Blutgefäße an den Extremitäten ist der Hinweis darauf, dass du in dieser Situation und Örtlichkeit derzeit nicht verwurzelt bist.

Die kalten Hände, die durch die Durchblutungsstörungen entstehen, sind der Hinweis auf deinen meist durch einen Minderwertigkeitskomplex hervorgerufenen mangelnden Kontaktwunsch mit den Mitmenschen. Sie sind auch der Ausdruck für Distanz und Kälte. Die kalten Füße sind der Hinweis auf deine mehr oder weniger heimliche Enge und Angst, und das In-der-Situation-und-Örtlichkeit-nichtverwurzelt-Sein.

Die kalte, schlecht durchblutete Kontaktzone Haut zeigt die innere Verneinung, physischen Kontakt aufzunehmen. Lebendiger, dynamischer Kontakt wird vermieden. Du solltest dich mit den Themen Berührungsangst und Kommunikation (Kindheit?) bewusst auseinandersetzen, dich selbst akzeptieren, dein Leben leben und auf die Meinung der anderen pfeifen, dann bist du auch wieder zu lebendigem, warmem, herzlichem Kontakt fähig.

Bei fortgeschrittenen Durchblutungsstörungen werden die Gefäße angespannter und enger, das ist der

Hinweis auf die angespannte Kommunikationslage in dir und darauf, wie das Drängen und der Druck (nach Aufarbeitung) zunehmen.

Rauchst du aus Angst und weil du dich zurückziehst, dann läuft dir kalter Angstschauer über den Rücken oder du bekommst kalte Füße. Du stellt dich nicht, du bist nicht mehr offen, du verkriechst dich. Mit jedem Zug an der Zigarette werden die Gefäße noch enger und die Durchblutung wird schlechter.

Anstatt dir die Angst einzugestehen, verschlimmerst du mit dem Rauchen deine Situation.

Beim Fortschreiten der Durchblutungsstörungen in den Beinen zwingen dich die Schmerzen immer wieder zum Stehenbleiben. Du musst kürzer treten, der Hinweis darauf, wie sehr du dich bewusst oder unbewusst weigerst, im Leben geistig (flexibel) fortzuschreiten. Deine geistige und körperliche Unbeweglichkeit im Bereich der Kontaktfähigkeit wird so ehrlich sichtbar. Das durch die Durchblutungsstörungen hervorgerufene Schwächegefühl in den Armen und Beinen weist auf deine Handlungsschwäche hin.

Die Steigerung ist dann das Raucherbein, das schrittweise Absterben der Gliedmaßen. Mit einem Raucherbein kannst du nur mehr schwer auf jemanden zugehen oder ihn umarmen. Nicht nur Arme und Beine auch der Penis kann betroffen sein, was sich auch durch Impotenzerscheinungen aufgrund der schlechten Durchblutung zeigen kann. Dies ist ein Hinweis auf deine innere

Machtlosigkeit, deine Weigerung deine Gefühle auszudrücken, Vergnügen anzunehmen und zu kommunizieren. Die Ursache, mit der du dich auseinandersetzen musst, ist wahrscheinlich in der Kindheit zu finden.

Die verengten und verhärteten Gefäße des Herzens führen zu Angina pectoris. Das verhärtete Herz weist auf deine Engherzigkeit hin. Die Mangelernährung deines Herzens symbolisiert deine mangelnde Herzlichkeit, deine Verschlossenheit und dein Kontaktproblem. Die Beklemmung symbolisiert die Klemme, in der du steckst, die du aber nicht akzeptieren willst.

Das Zusammenkrampfen weist auf dein verleugnetes Problem in einer Herzensangelegenheit hin. Arbeitest du geistig deine Engherzigkeit nicht auf, kommt es zu einer Koronarsklerose, »deinem versteinerten Herz«.

Der Herzinfarkt, das Absterben von Teilen des Herzens, weist auf deinen lange andauernden Minderwertigkeitskomplex (nicht gut genug zu sein, etwas nicht zu schaffen) und dadurch auf deinen großen Mangel an Freude hin. Durch den Stress, in den du dich hineinsteigerst, ob im Beruf oder Privatleben, lenkst du nur vom Grund, deinem Minderwertigkeitskomplex, deinen Ängsten und Befürchtungen ab. Anstatt die Ursache bewusst aufzuarbeiten, frei zu werden und zu kommunizieren, verschlimmerst du laufend die Situation. Plötzliche Hindernisse, z. B. private, finanzielle oder berufliche Probleme, lösen dann den Infarkt aus. Das ist oft die letzte Möglichkeit umzudenken und das Leben zu ändern.

Mit dem Kehlkopf-, Mundhöhlen- oder Zungenkrebs wird dir die sprachliche Kommunikation genommen und so auf den Fehler hingewiesen. Früher wolltest du nicht richtig kommunizieren, jetzt kannst du es nicht mehr.

Die Lunge ist das Kommunikationsorgan. Am Beginn des Rauchens weist das Unterbewusstsein mit Rebellion - dem Husten - auf dein körperfeindliches Verhalten hin. Das Absterben des Flimmerepithels und die ständige Reizung der Schleimhäute weist auf das mehr oder weniger bewusste nicht kommunizieren Wollen oder Können hin. Auf das nicht richtig mit den Mitmenschen kommunizieren Wollen oder Können wird jetzt vom Unterbewusstsein mit dem Aushusten des Schleims, in dem die abgestorbenen Abwehrkörper, die Bakterien, die Rußpartikel und Gewebsflüssigkeit sind, hingewiesen. Anstatt mit deinen Mitmenschen zu reden, hustest du ihnen etwas. Mit dem Raucheratem stinkt der Raucher die Welt an, und mit dem morgendlichen Husten hustet er dem neuen Tag oder seinen Mitmenschen etwas.

Die Aggressionen, mit denen sich der Raucher in seiner Umwelt nicht auseinandersetzt, brodeln jetzt in der eigenen Lunge, dem Kommunikationsorgan.

Weigerst du dich lange Zeit umzudenken, dich zu ändern, werden auch Blutzellen, als Zeichen für das »lieber aufgeben, als mich ändern« dabei sein. Auf deinen Kommunikationsnotstand weist die Kurzatmigkeit, die durch das Zerstören der Lungenbläschen und der folgenden Lungenblähung entsteht, hin. Der starre Fassthorax weist dann auf die eigene Sturheit und Ohnmacht hin. Der Gasaustausch ist stark behindert, und du musst dadurch bei vielen Sachen Einschränkungen hinnehmen. Anstatt ausreichend Sauerstoff nimmst du zusätzliche schädliche Gase zu dir. Anstatt in Liebe zu kommunizieren, dich auszusprechen, schweigst du lieber und rauchst. Nicht gelebte Offenheit und zurückgehaltene liebevolle Kommunikation, dazu noch mehr oder weniger bewusste Schuldgefühle führen dann zum Lungenkrebs. Da du nicht bereit bist umzudenken, bereitet jetzt dein Unterbewusstsein so deinen Abgang vor.

Zu den inneren seelischen Anspannungs- und Stressgefühlen, die das Rauchen erforderlich machen, kommt auch noch der vom Nikotin erzeugte körperliche Dauerstress – die Aufforderung endlich umzudenken.

Durchblutungsstörungen des Gehirns zeigen sich durch die immer ärger werdende Vergesslichkeit. Der Hinweis auf deine Unfähigkeit, Verantwortung zu übernehmen. Wichtiges vergisst du, Unwichtiges bleibt dir sehr lange bewusst. Das ist der Hinweis darauf, dass deine Art zu denken falsch ist, worauf auch deine Kopfschmerzen hinweisen. Sie zeigen, wie weh das alte Denken schon tut. Stimmungsschwankungen und Launenhaftigkeit zeigen jetzt ehrlich, dass du sie bisher meist mit Rauchen verdrängt hast, anstatt dich bewusst mit ihnen auseinanderzusetzen. Die Zerstreuung, die du dir einst rauchend auf Kosten des Körpers verschafft hast, zeigt sich nun so, dass du jetzt immer zerstreut bist, allerdings anders und deutlicher als du es wolltest.

Rauchen regt auch die Produktion der sauren Magensäfte an. Das ist der Hinweis darauf, wie viel mehr sauer und ätzend du im Vergleich zu einem Nichtraucher bist. Im Extremfall kommt es dadurch zu Magen- oder Zwölffingerdarmgeschwüren. Am Anfang stößt es dir sauer auf. Nachdem die Säure nicht für die Verdauung sondern für Zorn und Aggressionen gebildet wird, frisst sie früher oder später den Magen auf. Deine nicht abgebauten Aggressionen richten sich jetzt gegen dich selbst.

Das Magengeschwür ist der Hinweis auf dein Gefühl, nicht gut genug zu sein, und auf deinen Wunsch nach Liebe, Geborgenheit und dem Versorgtwerden. Anstatt deine Gefühle hinter der Maske der Härte und Unabhängigkeit zu verbergen, solltest du deine Wünsche durchsetzen, dich äußern, zu dir selbst stehen und deine Einstellungen zu den betreffenden Ereignissen und Personen überdenken und ändern.

Das Zwölffingerdarmgeschwür soll dich auf deinen übergroßen Ehrgeiz und dein Bestreben, vorwärts zu kommen, hinweisen. Deine aggressive Kritiksucht und dein Bestreben, dein Denken bis in die letzten Details zerlegen zu müssen, zeigt sich jetzt im Zersetzen des Zwölffingerdarms. Jeder hat das Recht auf Zärtlichkeit, Geborgenheit, Bemuttert- und Versorgtwerden. Erkämpfe gegen deine Vernunft und Kritiksucht deine gewünschte Geborgenheit, fasse deine Empörung in Worte und gib zu, dass du nicht bereit bist, alles so zu akzeptieren, wie es ist.

Lange Unterdrückung der Gefühle, anstatt Aufarbeitung der Ursache im Bereich Zuwendung, Geborgenheit, Harmonie und der Angst vor dem Loslösen aus dem Nest, dem Selbstständigwerden und Angst vor der Selbstverwirklichung führen dann zum Magenkrebs.

Wenn du dir als Belohnung eine Zigarette gönnst, solltest du dich fragen, warum niemand anderer dich belohnt.

Und sagst du, die Zigarette sei dein einziger Freund, so solltest du dich fragen, warum du keine Freunde hast.

Gründe, mit dem Rauchen aufzuhören

- Du bist auf dich und deine Stärke, nicht mehr rauchen zu müssen, stolz.
- Du gewinnst Anerkennung und Sympathie für deinen Mut und dein Durchsetzungsvermögen bei deinen Mitmenschen.
- Du bist jetzt frei von allen Zwängen, die mit dem Rauchen verbunden sind.
- Du wirst überall akzeptiert und nicht mehr in die Raucherzonen verbannt.
- Du sparst dir viel Geld und kannst dir damit deine Wünsche erfüllen.
- Dein Arbeitsplatz und deine Wohnung stinken nicht mehr nach abgestandenem Rauch.
- Du kannst unbeschwert, ohne Gier nach Nikotin, jede Art von Veranstaltungen genießen.
- Du findest neue Freunde und Bekannte.
- Du erhöhst deine Lebenserwartung und deine Lebensqualität.
- Du hustest nicht mehr, du atmest frei und gerätst nicht mehr bei jeder Anstrengung außer Atem.
- Du riechst und schmeckst wieder besser.
- Du siehst gesünder aus, deine Haut ist wieder schöner.
- Du und dein Atem riechen wieder besser.
- Du aktivierst deine Immunabwehr, deine Selbstheilungskräfte und verringerst dein Krebsrisiko.

- Du entlastest deine Atemwege, deine Lunge, dein Herz und deine Blutgefäße.
- Du verbesserst deine geistige und körperliche Leistungsfähigkeit und deine Vitalität.
- Du bist ein neuer Mensch.

Rauchertypen

Die archetypischen Muster der Urprinzipien, die man z.B auch in den Tierkreiszeichen oder im indianischen Medizinrad u.a. findet, kann man auch auf die Raucher übertragen. Damit kann man die Motive, die zum Rauchen führen, besser erkennen. Diese Grundtypen, die den zwölf Urprinzipien entsprechen, vermischen sich natürlich untereinander. Es gibt reine Typen, aber überwiegend werden es Mischtypen sein.

Wer ehrlich zu sich selbst ist, wird sich und seine Ursache für das Rauchen finden und erkennen.

Der Griff zur der dem Programm entsprechenden Zigaretten- (Zigarren- oder Pfeifen-)marke ist ebenso gleitend wie der Übergang von einem Rauchertyp zum anderen.

Der Angeber oder Luxustyp

Dieser Rauchertyp steht auf Stil und Atmosphäre. Sogar die Zigarettenmarke, selbst die Verpackung, das Feuerzeug und die anderen Rauchutensilien müssen Stil haben. Geraucht wird, weil es »in« ist, nicht weil es schmeckt. Innerlich besteht ein großes Harmoniebedürfnis. Die fehlende Harmonie erzeugt ein inneres Frustgefühl und deshalb wird versucht (gekünstelt), einen harmonischen, stilvollen Zustand zu erzeugen. Diese äußere Scheinharmonie soll die innere Verstimmung, die Disharmonie, verbergen. Die Aggressionsenergie, die durch den Frust entsteht, wird jetzt in Rauch aufgelöst. Es ist leichter, sich mit der Zigarette in der Hand zu tarnen, als sich so zu geben, wie man ist. Um die Bewunderung und die Zuneigung der Mitmenschen zu erhalten, wird nicht das eigene Leben gelebt. Das Rauchen wegen des mangelnden Selbstwertgefühls lenkt von den Konflikten des Alltags und der Realität ab.

Als Raucher dieses Typs solltest du die Realität des Alltags bewusst akzeptieren.

Anstatt in deiner »heilen Scheinwelt« zu leben, sollten dir Tätigkeiten wie Tanzen, ästhetische Sportarten wie Aerobic, Eislaufen, Ballett, Tai Chi, Schattenboxen, sowie künstlerische Betätigungen, Galeriebesuche, Hausmusik und eine echte Partnerschaft auf dem Weg ins wirkliche Leben weiterhelfen.

Der extremistische Raucher

Die eigene negative Einstellung zum Leben zeigt sich durch die Lebensverachtung und die Tendenz zur Selbstzerstörung.

Die immer wiederkehrende Lebenskrise, deren Ursache die fehlende bewusste Auseinandersetzung mit dem Leben ist, zeigt sich jetzt im extremen Rauchverhalten, im Schwanken zwischen Exzess und Askese, dem Rauchen auf Teufel komm raus und dem plötzlichen Nicht-mehr-Rauchen. Auch das Rauchen selbst ist extrem. Das gierige Saugen an der Zigarette macht die Zigarette heiß, das vervielfacht den Schadstoffkonsum. Geraucht werden überwiegend »starke« Zigaretten. Innerlich sitzen Raucher dieses Typs wie auf einem Pulverfass. Selbstbeherrschung und Selbstkontrolle, um nur ja keine Schwäche oder Unvollkommenheit zu zeigen, werden zum Lebensinhalt, und das Rauchen wird zum Ventil für den aufgestauten Frust.

Diesen Rauchertyp sollten bewusst das Erreichen des inneren Friedens, die Selbstakzeptanz und das Erkennen, dass es nichts Perfektes auf der Welt gibt, auf dem ersten Schritt zum Nichtraucher begleiten.

Anstatt die eigenen Schwächen und Unvollkommenheiten zu verdrängen, solltest du sie akzeptieren und das Leben wieder in vollen (rauchlosen) Zügen genießen. Dabei könnten dir Meditationsübungen oder »harte« Sportarten wie Kampfsport, Eishockey u. a., die dich an deine Leistungsgrenze führen, helfen.

Der »Ich bin der Mann oder die Frau von Welt«-Typ

Der nicht wirklich ausgelebte Traum, eine weitgereiste, gebildete oder erfahrene Person zu sein, wird durch gönnerhaftes, großspuriges Auftreten und Benehmen überspielt. Der Wunsch nach Luxus, Fülle und Wohlstand ufert gelegentlich aus. Man lässt großzügig andere an seinen Genüssen teilhaben. Sie bekommen nur erlesene, teure (Sachen) Zigaretten angeboten, will man doch sein Image damit untermauern. Der große Raumanspruch (Weite und Freiheit) zeigt sich auch im Rauchverhalten. Der Rauch wird rücksichtslos im Raum verteilt. Erweckt das bei anderen Missfallen, steckt man unter Erstaunen über die Kleinkariertheit der anderen zurück.

Anstatt deinen inneren Frust wegen der eigenen meist rein materiell orientierten Weltanschauung und der deshalb nicht verwirklichten Wünsche nach den Abenteuern in der weiten Welt in Rauch aufzulösen, solltest du, wenn du zu diesem Rauchertyp gehörst, der Enge, der Monotonie und Langeweile des Alltags durch weite Reisen in andere Kulturen entfliehen und so deinen Horizont wirklich erweitern.

Durch die auf solchen Bildungs- oder Abenteuerreisen erlangten Erfahrungen und Erkenntnisse wird dir der wirkliche Sinn des Lebens bewusst werden und dein Mangel an geistiger Nahrung wird so gestillt werden.

Der »schwer belastete« Typ

Meist schon von Kindheit an mit viel Verantwortung konfrontiert worden zu sein, und deshalb das Leben und das Kindsein nie richtig erfahren und genossen zu haben, das prägt auch das weitere Leben dieses (Rauchers) Menschen. Das innere Gefühl, zu wenig Fähigkeiten zu besitzen, um die Probleme und Schwierigkeiten, die das »harte« Leben mit sich bringt, zu meistern, wird mit dem Rauchen kompensiert. Der Ehrgeiz und der Wunsch, im Leben weiter(hoch)zukommen und die gleichzeitige Angst zu versagen und der Frust, der dabei entsteht, werden jetzt durch die Entspannungszigarette scheinbar aufgelöst. Auch das Auflehnen gegen eine strenge Erziehung und/oder das Verbot zu rauchen, kann ein Auslöser für den Beginn des Rauchens sein. Du nimmst das Leben wahrscheinlich zu ernst und du ordnest dich, um nur ja nirgends anzuecken, schnell unter. Aus diesem Grunde wird auch das Rauchen schnell unterlassen, wenn du negativ auffallen könntest. Deshalb werden auch die angebotenen Zigaretten nie zurückgewiesen, wenn sie auch nicht den bevorzugten (für die Gesundheit) »leichteren und billigeren« entsprechen. Auch eine Art Selbstbestrafung für die Schuldgefühle und das Verbrechen an der Gesundheit kann sich durch fix vorgegebene Rauchmenge und Rauchzeiten zeigen.

Wenn du zu diesem Rauchertyp gehörst, dann solltest du deine Einstellung zu deinen Fähigkeiten und deinem Mut bewusst überdenken und ändern. Ebenso deine Einstellung zum »harten« Leben.

Schaffe dir neue Ziele, sei überzeugt, dass wenn du etwas wirklich willst, du auch alles schaffst. Verwirkliche dein »Aufsteigen« beruflich und privat. Wanderungen mit großen Zielen, Bergsteigen, Spiele, die dich fordern, oder hobbymäßiges Sammeln, was zum Beruf werden kann u. a. wären Möglichkeiten für einen neuen Lebensbeginn.

Der freiheitssuchende Typ

Unabhängigkeit und individuelles freies Leben als Lebensziel werden im wahren Leben nicht verwirklicht. Man hat bisher viele Verbote gebrochen, auch das der Eltern, nicht zu rauchen. Aber all das hat bis jetzt nicht in die erträumte, dauerhafte Freiheit geführt. Standhaft weigert man sich, auf den Boden der Realität zurückzukehren, sich mit den Sorgen, Problemen und Anforderungen des wirklichen Lebens auseinanderzusetzen, lieber flüchtet man in eine scheinbar heile, freie Scheinwelt. Vielleicht hast du auch das Gefühl, ein verkanntes »Genie« zu sein, das nur nicht erkannt wird, oder besser zu sein, als die anderen glauben. Die Zigaretten, die geraucht werden, erstrecken sich über die ganze Palette, die zur Auswahl steht, da du dich nicht binden willst. Je ausgefallener, desto besser.

Gehörst du zu diesem Rauchertyp, dann solltest du dich der Realität des Lebens stellen und mit Disziplin, Ausdauer und Eigenständigkeit persönliche Freiheit und Unabhängigkeit (auch vom Rauchen) erlangen.

Nur so entkommst du dem grauen Alltag, besiegst du deine Rastlosigkeit und Nervosität und nur so kannst du deine Zukunftspläne realisieren. Du kannst sie natürlich nur dann realisieren, wenn du mit Anstrengung, Ausdauer und Mut an die Arbeit gehst, anstatt wie bisher, nur darüber zu reden und zu träumen. Dann erübrigt sich auch das Rauchen. Du solltest auch nicht weiter über Sport und andere Sachen wie Hobbys reden, sondern das, was für dich wirklich interessant ist, ob im Beruf oder Privatleben, auch ausüben, es endlich auch tun.

Der träumerische Rauchertyp

Dieser Typ ist auf der Flucht vor der Realität, dem täglichen Leben und flüchtet sich in die Welt der Träume, wo er sich wohl und geborgen fühlt. Beobachtet diese Person das Verglühen der Zigarette, kommt in ihr die Sehnsucht nach dem Auflösen, dem Entfliehen aus der »harten« Realität auf. Diese Sehnsucht nach grenzenloser Freiheit der Gefühle, der Einheit mit allem, kann auch zu einer anderen Drogensucht führen. Die Angst vor der Welt, die Schüchternheit und die mangelnde Kommunikationsfähigkeit werden hinter dem Schutzschild Zigarette (Marke je nach Stimmung) verborgen. Der Frust, die Wirklichkeit und die Traumwelt nicht in Einklang bringen zu können, wird jetzt über das Ventil Rauchen entsorgt.

Der Raucher dieses Typs sollte bewusst die Grenzen der Realität und seiner Traumwelt erkennen.

Das Selbstwertgefühl und damit das Selbstbewusstsein solltest du mittels Aktivitäten, die du schon lange gerne ausüben wolltest, z. B. Malen, Gedichteschreiben, Wandern, Schwimmen, Basteln, die du aber bis jetzt nicht zu realisieren gewagt hast, erreichen.

Der verhinderte Abenteurer

Früher hatte man durch das Tabakrauchen wenigstens die Illusion der Fremde, des Abenteuers und des Mutes derer, die wirklich in die Welt hinausgegangen sind, wenn auch nur daheim im Wohnzimmer, im Schaukelstuhl oder im Lehnstuhl. Der Rauch, der Duft des Tabaks erzeugt die Illusion, wenigsten ein klein wenig dabei zu sein.

Mit dieser Illusion arbeitet die Zigarettenwerbung teilweise noch heute. Noch immer muss der Rauch der Zigarette dem Mutlosen die Freiheit und Ungebundenheit der weiten Welt ersetzen. Freiheit, Ungebundenheit und Abenteuer werden so dem Berufstätigen illusorisch ersetzt, anstatt aufgearbeitet.

Anstatt die Gedanken oder die Sehnsucht nach Abenteuern und der wirklichen Männlichkeit im Leben umzusetzen und auszuleben, werden sie im Rauch aufgelöst, und so wird die Realität verdrängt. Die Abenteuermarken rauchenden Frauen wollen so beweisen, dass sie ihren Mann stehen. Das würde aber auch ohne den Körper zu belasten und zu zerstören gehen.

Anstatt die überschüssige Energie, die durch die innere Ruhelosigkeit, bedingt durch die langweilige Eintönigkeit des Alltags entsteht, in Rauch aufzulösen, solltest du deine Trägheit überwinden und die Wünsche und Träume nach Abenteuern wirklich ausleben. Zu rauchen ist vielleicht noch das kleinere Übel (für die Mitmenschen), als die inneren Minderwertigkeitsgefühle in Form von Aggressionen, Ärger, Gereiztheit, Zorn und Streitereien an der Umwelt abzureagieren.

Der Mangel an Mut und Tapferkeit zum tatsächlichen Abenteuer löst sich so (feigerweise) in Rauch auf.

Gehörst du zu diesem Rauchertyp, dann solltest du, anstatt den nächsten Glimmstängel anzuzünden, deine Energie für deine wirklichen Wünsche einsetzen.

Beginn wirklich zu reisen, mache Abenteuerreisen, Abenteuersport, abenteuerliche Dampflockfahrten, Kampfspiele, körperliche Tätigkeiten wie echtes oder imaginäres Holzhacken, jede Art zu laufen, Fußball, Tennis, Squash, energieaufwendiges Tanzen, dynamische Meditation oder betätige dich als Erfinder u. a., dann erübrigt sich das Rauchen.

Der sogenannte Genießer

Wird beim Rauchen intensiv an der Zigarette gesaugt, so weist das auf dein nicht ausreichend befriedigtes orales Genussbedürfnis, auf dein fehlendes Selbstwertgefühl und dein Zärtlichkeitsbedürfnis (Zuzzler) hin. Das Raucherdasein hat wahrscheinlich mit dem genussvollen Rauchen nach dem Essen, das das Gefühl der Geborgenheit und des Wohlbehagens, nach dem Motto »Nach dem Essen sollst du rauchen ...« erzeugt, begonnen. Das Rauchritual, beginnend mit dem Drehen der Zigarette oder dem Stopfen der Pfeife und das Genießen des Rauches, erzeugt bereits das Gefühl des Genusses. Aus dem Genuss wird aber rasch die nicht gerne eingestandene Sucht. Das nicht bewusst aufgearbeitete, unbefriedigte Zärtlichkeitsbedürfnis verlangt nach immer mehr oraler Befriedigung. Wird nicht geraucht, wird gegessen. Rauchen wird so fälschlicherweise auch als Gewichts- oder Figurregulator missbraucht.

Früher hast du am Rockzipfel deiner Mutter gehangen, heute hängst du am Rauch, um dein fehlendes Selbstwertgefühl und deine Unsicherheit zu überspielen.

Gehörst du zu diesem Rauchertyp, dann solltest du anstatt weiter zu rauchen, dein Selbstwertgefühl aufbauen und deine innere Unsicherheit durch Erfolge abbauen.

Dafür könntest du z. B. einem Verein aktiv beitreten, singen, wandern, Rad fahren, dir ein Hobby zulegen z. B. etwas sammeln oder etwas Kreatives, wie Malen oder Basteln machen. Wie wäre es mit einem eigenen Garten?

Der nervöse Raucher

Wenn du voller Ideen bist, aber nicht den Mut zum Umsetzen hast, wirst du innerlich immer einen Druck und Unruhe verspüren. Für deine Unruhe und Hektik benötigst du jetzt ein Beruhigungsmittel, ein Suchtgift, z.B. Nikotin. Das Wissen, viel zu wollen, aber wenig oder fast nichts zu schaffen, wird mit dem lässigen Griff zur Zigarette überdeckt. Vielleicht willst du intellektuell wirken? Du willst viel Neues, Sensationelles erfahren, nichts versäumen und überall mitreden. So wirken die Zigaretten auch als Bindemittel oder zum Anbahnen von Gesprächen. Die wirklichen Inhalte dieser Gespräche sind aber meist Schall und Rauch. So wechselhaft wie deine Interessen sind meist auch deine Zigarettenmarken.

Gehörst du zu diesem Rauchertyp, dann solltest du die Zigaretten durch ernsthafte, inhaltlich wertvolle Gespräche, anstelle oberflächlicher ersetzen.

Bilde dich wirklich weiter z.B. durch Fachliteratur, Seminare oder Besuch von Museen etc.. Die Hektik könntest du durch körperliche Betätigungen wie Wandern, Radfahren, Bootfahren, Schattenboxen oder Schreiben u.a. aufarbeiten.

Der unselbstständige Nesttyp

Auch Angst vor der Welt und ihren Anforderungen, vor dem Verlassenwerden, dem Alleinsein und Angst vor der Ungeborgenheit kann zum Rauchen führen. Bist du nicht »mündig« geworden, ist anstatt des Kusskontaktes der Rauchkontakt entstanden. Anstatt erwachsen zu werden, dich dem Leben zu stellen, tendierst du innerlich wie ein Kleinkind noch zum kuscheligen Nest als Rückzugsort vor der wirklichen Realität. Als Ersatz für die Brustwarze deiner Mutter, den Daumen oder den Schnuller greifst du jetzt zur Zigarette. Die Illusion der heimeligen Stimmung in der vergangenen Kinderzeit wird so künstlich aufrechterhalten und die Angst vor den Anforderungen der großen, feindlichen Umwelt und die Angst vor dem Alleinsein, dem Verlassenwerden und der Ungeborgenheit werden hinter dem Zigarettenrauch versteckt.

Aus einem Nichtraucher kann ein Mitraucher werden, wenn du zu feige oder zu bequem bist, selbst zu denken und selbst zu handeln und deshalb dich und dein Leben aus Unselbstständigkeit von anderen abhängig machst. Dann kann es auch sein, dass du aus Abhängigkeit und Angst vor dem Verlassenwerden, animiert vom Partner, zu rauchen beginnst. Auch die Marke wird aus Bequemlichkeit meist mitübernommen.

Gehörst du zu diesem Rauchertyp, solltest du erwachsen werden, dich dem Leben stellen, selbstständig (z. B. eigener Haushalt) werden, dich selbst belohnen und in einer

Beziehung ohne Abhängigkeit eine echte Geborgenheit finden.

Der »Ich bin der oder die Größte«-Typ

Wenn schon nichts Besonderes zu sehen ist, soll man ihn wenigstens riechen. Der gegenüber seinen nicht rauchenden Mitmenschen rücksichtslose Demonstrationsraucher sucht nach Anerkennung. Auf der Welt, die für ihn eine Bühne ist, möchte er gerne der Hauptdarsteller sein. Das große schöpferische Potenzial in ihm kann er aber durch seine mangelnde Selbstdisziplin, sein mangelndes Selbstbewusstsein und seinen mangelnden Mut nicht wirklich realisieren. Deshalb überspielt er seine Unterlegenheitsgefühle und sein mangelndes Selbstbewusstsein mit der großspurigen, angeberischen, oft rücksichtslosen Ich-bin-der-oder-die-Größte-Maske.

Dieser Raucher greift, wenn er nicht Zigarren oder Zigarillos raucht, auf die exklusiven »gehobenen« Marken zurück, die seine Illusion, nach außen hin wichtig zu wirken, noch unterstützen. Er verwendet dementsprechend luxuriöse Rauchutensilien. So werden anstatt wirkliches Selbstbewusstsein und Mut zu erarbeiten, der Mangel an Mut und Stärke und der innere Ärger über die eigene Schwäche und Feigheit im Rauch aufgelöst.

Gehörst du zu diesem Rauchertyp, dann käme, wenn du es dir wirklich (körperlich und/oder finanziell) leisten kannst, eine aktive Mitgliedschaft in einem Club (Casino, Fliegen, Reiten, Golfen usw.) oder die Ausübung einer anderen Tätigkeit oder Sportart, deren Sozialprestige hoch ist, infrage.

Auch kreative Tätigkeiten wären ein Ersatz, aber Kreativität kann man sich nicht kaufen, man muss sich wirklich betätigen.

Der vorsichtige und ängstliche Raucher

(Innere Disharmonie, äußere Scheinharmonie).
Dieser Rauchertyp raucht meist wenig aber regelmäßig. Er raucht (meist billige Sorten), obwohl er weiß, dass das Rauchen ungesund ist. Das dabei entstehende Schuldgefühl oder das schlechte Gewissen wird oft mit beinahe kindlichen Begründungen übertüncht. Z.B. weil es die Verdauung reguliert; weil es beruhigt; weil es jemand »empfohlen« hat, usw. Solange geraucht wird, verengen sich die Gefäße und schaffen so mehr oder weniger bewusst eine Abgrenzung zu den Mitmenschen und der Außenwelt, mit denen man wegen des mangelnden Selbstbewusstseins und des mangelnden Selbstwertgefühls ohne die Hilfe des Nikotins nicht klarkommt.

Um die eigenen Schwächen zu verbergen, wird oft heimlich geraucht, oder wenigstens auf dem Balkon, um nichts zu verstinken, oder um nicht unangenehm aufzufallen. So wird die Zigarette als Ventil für den inneren Druck, der durch die vielen Ängste und das Gefühl der Überforderung entsteht, verwendet.

Meist siegt die Angst vor den Folgen des Rauchens, und das Rauchen wird aufgegeben. Der unaufgearbeitete Komplex wird sich früher oder später wieder über den Körper bemerkbar machen.

Wenn du zu diesem Rauchertyp gehörst, solltest du das Rauchen durch ein wirkliches gesundheitsbewusstes Leben (bewusste gesunde Ernährung, ebensolchen Sport) und das Ausüben einer geliebten (kreativen) Tätigkeit, z. B. Gartenarbeit, Heimwerkertätigkeiten oder künstlerische Tätigkeiten, ersetzen.

Vielleicht solltest du dich auch beruflich verändern und etwas ausüben, das dich erfüllt und selbstbewusster macht.

Der Genussraucher

Für ihn ist das Rauchen eine angenehme, lustvoll erlebte Erfahrung. Er raucht mäßig und genießt das Rauchen bewusst bei gewissen Anlässen wie Geselligkeiten, Freizeitveranstaltungen und zur Entspannung. Meist wird Pfeife oder Zigarre, weniger oft Zigarette geraucht. Der maßvolle Konsum belastet den Körper nur wenig, aber das Abgleiten in die Sucht durch ungünstige Umstände droht ständig. Ein echter Genussraucher inhaliert normalerweise nicht.

Ein sehr geringer Prozentsatz der Raucher sind wirkliche Genussraucher. Viele Raucher bezeichnen sich aber zur Verschleierung ihrer Sucht, oft auch zum Selbstbetrug, als Genussraucher.

Am Anfang des Rauchens ist für manche das Rauchen wirklich noch ein Ritual, ein sinnenfreudiger, genussvoller Akt, der in Ruhe und Gelassenheit genossen wird. Häufen sich diese Rauchrituale, wird die Genusssituation immer seltener. Am Anfang hat man aus Lust das Ritual vollzogen, jetzt raucht man, um die Unlust und den Stress, die durch das Rauchen entstanden sind, zu vermeiden.

Jetzt ist man auch kaum mehr in der Lage, wie am Beginn als Genussraucher, die eigene Marke oder den eigenen Tabak zu erkennen. Die eigene Marke wird nur noch an der richtigen Dosis Nikotin erkannt, da die Geruchs- und Geschmacksempfindlichkeit bereits stark eingeschränkt ist. Der Werbung folgend und zum Selbstbetrug wird das Gegenteil behauptet. Der Versuch, unter verschiedenen Zigaretten die eigene Marke am Geschmack zu erkennen, scheitert. Das starke und deftige Würzen der Nahrung und die Ablehnung der Gerichte mit feinem Aroma wie z. B. Obst, Gemüse oder ein Dessert sind Hinweise auf die eingeschränkte Geruchs- und Geschmacksempfindlichkeit. Vielleicht ist die eingeschränkte Geruchs- und Geschmacksempfindlichkeit auch ein Selbstschutz. Eine normale Geruchs- und Geschmacksempfindlichkeit, wie sie ein Nichtraucher besitzt, wäre für den Raucher ein großes Übel, würde er doch selbst erkennen, wie er stinkt.

Der Pfeifen- und Zigarrenraucher

Der typische Pfeifen- und Zigarrenraucher gilt als ruhiger, gemütlicher, gelassener Mensch. Es stellt sich aber auch hier die Frage, warum jemand gerade Pfeife, Zigarren oder Zigarillos raucht. Vielleicht werden damit Schwächen und Unsicherheit kaschiert.

Auch der »Ich bin der oder die Größte«-Typ raucht Zigarren. Als Phallussymbol verkörpert die Zigarre auch die Illusion vermehrter Kraft und Stärke. Pfeifenraucher genießen meist das positive Image der Gelassenheit, Ruhe und Behaglichkeit. Auch der Rauch duftet meist angenehm im Vergleich zum Zigarren- oder Zigarettenrauch. Die Zigarre ist für Frauen und Männer gleichermaßen oft auch ein riesiger, beruhigender Schnuller, der Wärme, Trost und Geborgenheit vermittelt.

Da beim Zigarren- oder Pfeifenrauchen nur eine geringe Menge Nikotin über die Mundschleimhaut aufgenommen wird, ist am Anfang nicht die Droge

Nikotin wichtig, sondern eher die Symbolik und/oder die orale Intimität. Das Bedürfnis nach diesen »blinden Brustwarzen« für Erwachsene ist bei jenen Frauen, die ihren »Mann« stehen müssen und sich deshalb oft verunsichert und alleine dastehend fühlen, stärker vorhanden. Ob die Zigarre als Phallussymbol, als Symbol der illusionären Macht oder als Ersatz für Wärme und Geborgenheit verwendet wird, es wird die scheinbare Ruhe und Sicherheit nur als Decke über die nicht erfüllten Bedürfnisse nach Wärme, Geborgenheit und Trost breiten.

Der sogenannte Gelegenheitsraucher

Es gibt keine »gelegentliche Zigarette«, wird sie benötigt, bist du bereits süchtig.

Der Gelegenheitsraucher, der täglich nur einige Stück raucht, ist wohl gesundheitsmäßig und finanziell nicht so gefordert wie ein Raucher, aber genauso süchtig. Wären die Zigaretten, Zigarren, die Pfeife u. a. wirklich ein Genuss für ihn, dann würde er sich sicherlich mehr davon gönnen. Entweder er kann sich nicht mehr leisten, oder er befürchtet gesundheitliche Schäden. Meist wird er aber von seinem Umfeld, bei dem er nicht anecken will, von einem größeren Konsum abgehalten. Wenn er wirklich glaubt, dass er vom Nikotin nicht abhängig (nicht süchtig) ist, warum lässt er dann den Konsum nicht ganz bleiben. Dasselbe gilt auch für den Gelegenheitsraucher, der nur zu gewissen Tageszeiten raucht. Er belohnt sich als Süchtiger für den mehr oder weniger bewussten Entzug zwischen den »Rauchzeiten« mit seiner Dosis Nikotin zu seiner selbst festgelegten Zeit.

Auch der Raucher, der längere Zeit zwischendurch nicht raucht (Nikotin wochen- oder monatelang nicht zu sich nimmt) ist abhängig. »Ich kann jederzeit damit aufhören«, »Ich habe es schon öfters gemacht« sind seine (irrigen) Meinungen. Er löst sich wohl zeitweise körperlich von der Sucht, da er aber die Ursache im gedanklichen Bereich nicht bewusst auflöst, wird er immer wieder zurückfallen.

Sehr gefährdet sind die »Nichtraucher«, die nur bei geselligen Anlässen rauchen. Sie sind eigentlich Gelegenheitsraucher. Nur um dazuzugehören, setzen sie sich der Gefahr aus, abhängig zu werden. Man kann aber auch ohne zu rauchen dazugehören.

Der Gewohnheitsraucher

Wenn du am Morgen pünktlich aufstehst, dir die Zähne putzt, dich wäschst und anziehst und nach dem Frühstück zur Arbeit fährst, oder dich nach dem Abendessen immer vor den Fernseher setzt etc., wirst du zugeben, dass das deine Gewohnheiten sind. Wenn du dir nach dem Essen, nach dem Kaffee oder nach einer Tätigkeit eine Zigarette gönnst, dann bist du kein Genuss- oder Gelegenheitsraucher mehr, sondern ein Gewohnheitsraucher. Das Rauchen ist in diesem Fall ein selbstverständliches, automatisch sich wiederholendes Tun. Rauchen ist aber keine Gewohnheit sondern eine Sucht und jede Sucht verlangt nach mehr.

Der Genussraucher zündet sich nur gelegentlich, bei besonderen Gelegenheiten eine Zigarette an. Er genießt sie. Im Gegensatz zum Gewohnheitsraucher »braucht oder muss« er sie nicht unbedingt haben. Sehr viele Raucher sind Gewohnheitsraucher, die sich kaum bewusst sind, dass sie eine Zigarette im Mund haben. Dem Anschein nach rauchen sie, um sich besser zu fühlen oder um besser arbeiten zu können. Aber auch in der Freizeit haben sie ganz automatisch eine Zigarette im Mund. Automatisch greifen sie in bestimmten Situationen, zu bestimmten Zeiten oder bei gewissen Tätigkeiten fast reflexartig zur Zigarette. Da sie kaum mehr darauf achten, können sie dieses Verhalten auch nicht mehr willentlich kontrollieren. Der Zigarettenkonsum steigert sich langsam immer mehr. Die Abhängigkeit vom Nikotin wird immer größer. Nur das bewusste Erkennen und Aufarbeiten der Ursache für das Rauchen ermöglicht ein endgültiges Loskommen von der Sucht.

Aussage der Art zu rauchen

Auch die Art zu rauchen und die Haltung der Zigarette sagt etwas über den Raucher aus.

Ein nervöser, hektisch saugender oder zuzelnder Raucher ist auch in seinem Leben hektisch, er will beinahe gierig alles rasch haben und tun.

Der ruhige, genießerische Raucher ist auch im Leben ein gelassener, ruhiger Genießer.

Wird die Zigarette zwischen zwei Fingerspitzen gehalten, wird der Raucher auch im Leben vorsichtig und abschätzend sein.

Wird die Glut in der Hand verborgen, ist meist auch im Leben nicht alles offen dargelegt.

Eine offene Haltung im Leben zeigt sich im Zurücklehnen der Hand und im Darbieten des empfindlichen Handgelenks.

Passivraucher (Zwangsraucher) – Nichtraucher

Der Nichtraucher sieht den Rauch des Rauchers nicht als lebenswichtig (als Ersatz für Teile des Lebens) an, was er für die meisten Raucher aber ist. Für den Nichtraucher ist der Rauch eine Belästigung. Für Deutschland liegt die Schätzung zwischen 500 und 3.500 tote Passivraucher jährlich.

Wie bereits erwähnt, inhaliert der Raucher ein Drittel des Nikotins über den Hauptstromrauch, ein Drittel wird in der Glut chemisch umgewandelt, das restliche Drittel, der Nebenstromrauch, enthält die meisten Gifte. Diesen giftigen Nebenstromrauch teilen sich jetzt der Raucher und der Passivraucher. Im Nebenstromrauch sind z. B. neben den gefährlichen Nitrosaminen noch mehr als vierzig andere Kokarzinogene und Karzinogene. Der Kohlenmonoxidgehalt ist im Nebenstromrauch zirka dreimal so intensiv wie im Hauptstromrauch. Die Schadstoffe, die beim Zigarettenrauchen entstehen, würden, übertragen auf die Vorschriften für einen Arbeitsplatz, das Tragen von Atemschutzgeräten erfordern.

Wenn ein Nichtraucher täglich längere Zeit mit einem rauchenden Partner oder beruflich mit rauchenden Kollegen verbringt, ist das genaugenommen eine nicht zumutbare Gefährdung der Gesundheit. Bei Nichtrauchern, die Probleme mit ihren Atemwegen oder dem

Herz- Kreislaufsystem haben, können durch das Passivrauchen ernsthafte Komplikationen auftreten.

Raucher und Nichtraucher sollten in einem Gespräch eine Lösung finden. Ob im privaten Bereich (Partnerschaft, Besuch) oder im beruflichen Bereich (Raucherraum – rauchfreie Zone, Versetzung). Im Normalfall lässt sich alles ausdiskutieren, ansonsten gibt es für den Nichtraucher andere Wege, sein Recht auf körperliche Unversehrtheit durchzusetzen. In einer Beziehung kann die Rücksichtnahme des Rauchers ein Indiz für seine Einstellung zur Beziehung sein.

Die Folgen des Passivrauchens beim Erwachsenen zeigen sich meist durch Kopfschmerzen, Übelkeit, allergische Reaktionen der Atemwege bis hin zur asthmaartigen Atemnot oder auch durch tränende oder entzündete Augen. Bei Passivrauchern treten Störungen wie z. B. die der Herzkranzgefäße schneller auf als bei Rauchern, da der Körper des Rauchers durch regelmäßiges Rauchen auch Abwehrmechanismen entwickelt. Der Körper des Passivrauchers besitzt dagegen keinen Schutz. Der eingeatmete Zigarettenrauch verringert die Fähigkeit, Sauerstoff im Blut aufzunehmen. Das Herz wird mehr strapaziert. Der Rauch aktiviert auch Zellen, die Blutgerinnsel begünstigen, die dann zu Herzinfarkten führen können.

Die ärmste Gruppe der Zwangsraucher sind die Kinder der Raucher. Von 100 Säuglingen von Rauchern erkranken im ersten Lebensjahr 7 an Bronchitis oder Lungenentzündung wenn ein Elternteil raucht 12, wenn beide Eltern rauchen 18.

Pubertät – Jugend und Rauchen

Die Pubertät, das Erwachsenwerden, ist eine schwierige Zeit. Körper und Geist machen eine große Wandlung durch, die Persönlichkeit beginnt sich zu formen. Zur persönlichen Unsicherheit kommt noch der Stress durch die Umweltbelastungen, Probleme mit dem Elternhaus, dem Job und der Sexualität hinzu. Dieser Druck, diese Unsicherheiten verleiten oft zum Griff nach Tabletten oder anderen Hilfsmitteln wie z. B. Alkohol und Rauchen – eine sinnlose Flucht vor der Realität. In der Pubertät soll durch das Rauchen das Erwachsensein vorgetäuscht werden. Oft wird deshalb einem Idol nachgeeifert.

Meist reagieren Eltern geschockt, wenn sie erfahren, dass ihr Kind raucht. Es ist egal, ob die Eltern oder ein Elternteil raucht, wenn Jugendliche, egal aus welchen Gründen auch immer, mit dem Rauchen beginnen. Es ist egal, ob der Jugendliche sagt: »Ich rauche, weil auch zu Hause geraucht wird«, oder »Ich rauche um erwachsen dazustehen, dazuzugehören, oder gegen die Mitmenschen oder die Eltern zu rebellieren«, er oder sie hat aus eigenem Antrieb gehandelt. Kein Kind fühlt sich wohl, wenn seine Eltern rauchen (Gewohnheit). Und keine verantwortungsbewussten Eltern fühlen sich wohl, wenn ihr Kind raucht.

Besser als die Kinder vom Rauchen abzuhalten wäre, sie besser und richtig darüber aufzuklären. Bei

Standardvorträgen oder Maßregelungen wird meistens wie gegen eine Wand geredet und so eine echte produktive Kommunikation vereitelt.

Bist du selbst Raucher, dann solltest du dem Jugendlichen ehrlich erzählen, wie du in diese Abhängigkeit (Sucht) gekommen bist und was dir dadurch in Wirklichkeit alles entgangen ist (materiell, Lebensqualität, Gesundheit).

Bist du kein Raucher, dann solltest du ein Gespräch mit einem ehrlichen Raucher, am besten einem »Exraucher« und dem Jugendlichen ermöglichen. Es sollte aber eine Person sein, die der Jugendliche akzeptiert und respektiert, die nicht predigt, sondern erzählt.

Das Dazugehörigkeitsgefühl, mangelndes Selbstbewusstsein, die Werbung u.a. kann die Jugendlichen zum Rauchen verleiten, aber niemand kann sie dazu zwingen. Die Jugendlichen machen die Erfahrung, wie scheußlich die Zigarette wegen ihrer giftigen Inhaltstoffe schmeckt und wie sich der Körper gegen das Inhalieren mit Husten und Übelkeit wehrt. Horcht man auf seinen Instinkt, sein Unterbewusstsein, dann entgeht man der Sucht. Es ist Selbstbetrug zu glauben, dass man so lange nicht abhängig ist, solange der Geruch und der Tabak nicht wirklich genossen werden. Er wird, wenn man ehrlich ist, nie genossen. Der Raucher trainiert seinen Körper und lügt sich selbst an, um für seine Zigaretten-, Zigarren-, Kau-, Schnupf- oder Pfeifentabakmarke immun zu werden. Auch die Mitarbeiter einer Legebatterie werden früher oder später gegen den Gestank immun.

Am Anfang wird selten wirklich inhaliert, da man das Husten (der Hinweis – Rebellion – vom Unterbewusstsein, dass du deinem Körper gegenüber falsch handelst), vermeiden will. Anschließend wird dir schwindelig und dann schlecht. Das sind vom Unterbewusstsein die Hinweise darauf, dass die Realität deiner Scheinwelt, in der du gerne leben möchtest, nicht entspricht und dass du zerstreut bist. Du willst keine Entscheidungen treffen und nichts Neues anpacken. Du hinderst dich selbst daran, dein Leben zu leben und deine Wünsche zu erfüllen. Die Übelkeit sagt dir, dass du dich durch eine Situation bedroht fühlst. Etwas passt dir nicht (es ist zum Kotzen). Du kannst das Unverdauliche nicht schlucken. Innerlich lehnst du instinktiv die Situation ab. Aber für das Ego wird, um vor den anderen gut dazustehen, weitergeraucht. Bist du dann wirklich erwachsen, wünscht du dir, nie mit dem Rauchen begonnen zu haben.

Beim Rauchen wird dem Körper das Suchtgift Nikotin zugeführt, wird danach das Nikotin im Körper wieder abgebaut, erzeugt das beim Raucher das Gefühl der Leere und der Unsicherheit, die nächste Zigarette hebt dieses Gefühl, das ein Nichtraucher nie hat, wieder auf. Man raucht also nicht, weil man genießt oder weil der Rauch egal wobei hilft, sondern nur, um sich von dem Gefühl der Leere und der Unsicherheit, das die vorherige Zigarette hinterlassen hat, zu befreien. Dieses Leeregefühl und das Gefühl der Unsicherheit ist beinahe mit einem schwachen Hungergefühl vergleichbar, das nur als Wunsch wahrgenommen wird. Fälschlicherweise glauben wir, dass das Rauchen diesen Wunsch erfüllt. Stillen wir ein Hungergefühl, ist das ein angenehmes Gefühl. Können wir es nicht stillen, erzeugt das noch keine Schmerzen, aber das unterschwellige Gefühl etwas entbehren zu müssen, stellt sich ein. Je länger dieser Zustand andauert, um so größer wird die »Gier«. Nach dem nächsten »Schuss« wird die Illusion von Entspannung, Sicherheit, Zufriedenheit wieder aufgebaut. Sinkt der Nikotinspiegel, beginnt der Teufelskreis von vorne. Diese zwischenzeitliche Illusion der durch das Rauchen bedingten positiven Gefühle wird im Unterbewusstsein abgespeichert, der automatische Griff zur nächsten Zigarette wird so programmiert. Dieses »Hochgefühl« hat man als Nichtraucher kostenlos und unschädlich.

Von Natur aus benötigen wir für die Bewältigung unseres Lebens keine Drogen. Die Drogen erfüllen bei genauerer Betrachtung nicht das, was wir erwarten, sondern sie schaffen neue Probleme oder sie verschlimmern die alten (Stress, Kommunikationsprobleme, Unsicherheit u. a.). Jugendliche sollten sich bewusst machen, dass man die Abhängigkeit von Nikotin mit einem chronischen Juckreiz vergleichen kann, der sich durch die nächste Dosis Nikotin (kratzen) nicht beseitigen lässt, sondern erst nach dem letzten Zug aufhören wird.

Das Unterbewusstsein versucht, den Körper zu schützen, ihn gegen die Droge immun zu machen, das erfordert eine Erhöhung der Nikotindosis. So entwickelt sich der Raucher zum Kettenraucher. Abhängig wird man durch die Illusion, dass man ohne zu rauchen (Nikotin) nicht mehr glücklich leben kann. Erkennt man diese Illusion bewusst, ist die Abhängigkeit hinfällig.

Von der frühesten Kindheit an wird unser Gehirn und somit unser Unterbewusstsein mit Informationen überschwemmt. Dazu gehört auch die Illusion, wie cool und gelassen der Raucher ist, dass das Rauchen gegen Stress und Langeweile hilft und dass es die Konzentration und die Entspannung fördert. Mit jeder zweiten Zigarette machst du dann diese Erfahrung (Illusion) wirklich. Nur, dass in Wirklichkeit nur das, was die vorherige Zigarette erzeugt hat, jetzt teilweise mit dieser Zigarette befriedigt (beseitigt) wird. Nach dem ersten Zug kommt das angenehme Gefühl der Entspannung oder der Konzentrationsfähigkeit. Bei einem Nichtraucher wäre dieses negative Gefühl gar nicht entstanden.

Manche Raucher geben sich der Illusion hin, dass das Rauchen ihnen eine wirkliche Hilfe oder einen echten Genuss bringt. Sie betrachten die gesundheitlichen Risken, die finanzielle Belastung und den schleichenden Selbstwertverlust als eine Nebenerscheinung, die man eben »dafür« (für was wirklich?) in Kauf nehmen muss.

Wenn Jugendliche, egal von wem, über die Gefährlichkeit der Drogen oder des Rauchens aufgeklärt werden, ist das eigentlich dasselbe wie die Aufklärung, dass z.B. Motorradfahren oder Rafting gefährlich und oft lebensbedrohend ist. Wichtiger wäre, sie über die Illusionen des Rauchens aufzuklären.

Jugendliche, die in einer rauchenden Umgebung aufwachsen, sind wegen des passiven Konsums des Nikotins gefährdeter als solche, die in einer nicht rauchenden Umgebung aufwachsen.

Eines Tages werden dir die angebotenen Zigaretten nicht mehr reichen, du beginnst dein eigenes Geld dafür zu opfern. Du bist nicht mehr zum Rauchen bereit, du musst es, du bist süchtig.

Immer, wenn Jugendliche sehen, wie jemand zu rauchen beginnt, wird die Illusion genährt, dass Rauchen ein Genuss oder eine Hilfe ist, dass man damit als Erwachsener dasteht oder dass das Leben damit ausgefüllt ist. Viele Schauspieler, die als rauchende Vorbilder verwendet werden, rauchen im Privatleben nicht.

Es sollte nicht erklärt werden, warum man nicht rauchen soll, sondern es sollten die Illusionen, die erweckt werden, aufgedeckt werden.

Nach dem Aufhören vom Rauchen entsteht wieder das Gefühl körperlicher und mentaler Stärke, der wiedererlangte Selbstwert und die Selbstachtung verstärken wieder das Selbstbewusstsein, und die Überzeugung, allen Herausforderungen und Widrigkeiten des Lebens wieder gewachsen zu sein, entsteht. Du genießt dein Leben wieder wirklich.

Rauchen in der Schwangerschaft

Die Schadstoffe des Tabakrauchs (ob Raucher oder Passivraucher) gelangen bei einer werdenden Mutter über den Mutterkuchen (Plazenta) in den Blutkreislauf des ungeborenen Kindes und erhöhen dort unter anderem die Herzfrequenz des Ungeborenen.

Das Risiko einer Frühgeburt ist bei einer rauchenden Mutter 3-mal höher als bei einer nicht rauchenden. Das Risiko einer Totgeburt ist ebenfalls 3-mal so hoch. Das Geburtsgewicht ist um 10 Prozent geringer und das Risiko von Missbildungen wie Lippen-, Gaumen- und Kieferspalten, Herz- und Lungenfehler erhöhen sich beim Kind. 10 Zigaretten am Tag erhöhen in der Schwangerschaft die Gefahr der Missbildungen um 50 Prozent, 20 Zigaretten auf 55 und mehr Zigaretten auf 78 Prozent, z. B. Hasenscharten oder Wolfsrachen.

Diese erwähnten Risken sollten Anlass genug sein, (überhaupt) schon vor der Zeugung eines Kindes mit dem Rauchen aufzuhören. Durch die Folgen des Rauchens können beim Kind auch die Immunfunktionen gestört werden, was sich dann durch eine erhöhte Krankheitsanfälligkeit, auch in späteren Jahren, zeigen kann.

Nicht nur über die Atemluft nimmt der Säugling die Schadstoffe des Rauches auf, sondern auch über die Muttermilch. Ein Liter Muttermilch kann bis zu 0,15 mg Nikotin beinhalten.

Da der Säugling mit der Muttermilch weniger Nikotin bekommt als im Mutterleib, sind diese Kinder in den meisten Fällen im Vergleich mit den Kindern nichtrauchender Eltern in der ersten Zeit unruhiger. Nikotinentzug ist für das Baby wie ein Hungergefühl. Füttern beseitigt es nicht, so wird das Kind oft überfüttert.

Manche Frauen verändern wie von selbst (Unterbewusstsein) ihre Essgewohnheiten und verlieren von selbst die Lust auf das Rauchen. Andere verzichten bewusst auf das Rauchen. Manche schaffen es nicht. Oft kommt auch schon in der Hochstimmung nach der Geburt das Gefühl: »Ich brauche jetzt eine Zigarette«, andere werden in der Phase der postnatalen Depression wieder schwach.

Passiv mitrauchende Kinder erkranken auch häufiger an krampfartiger Bronchitis und starken Pseudokruppanfällen. Auch die geistige Entwicklung kann bei Kindern rauchender Eltern verzögert werden (Sauerstoffmangel des Gehirns), das kann zu Lernstörungen führen. Von 100 Säuglingen von Nichtrauchern erkranken im ersten Lebensjahr 7 an Bronchitis oder Lungenentzündung, wenn ein Elternteil raucht 12, wenn beide Eltern rauchen 18.

Das negative Gefühl mangelnder Lebensfreude und mangelnder Kommunikation im näheren Umfeld überträgt sich auf den Säugling.

»Kranke« bekommen natürlich auch leichter kranke Nachkommen. Wenn Kinder rauchender Eltern nicht selbst mit dem Rauchen beginnen, können sie unter Umständen auch als ehemalige Passivraucher ein Leben lang an Raucherschäden und -Leiden laborieren.

Der Weg zum erfolgreichen Nichtraucher

Die meisten Ratgeber zum Aufhören zu rauchen sowie die allgemeine Annahme in unserer Gesellschaft gehen auf Grund wirklicher Unkenntnis und Erfahrung davon aus, dass es schwer ist, sich das Rauchen abzugewöhnen. Das Aufhören zu rauchen wird dir, wenn du den allgemeinen Irrglauben, die negativen Befürchtungen und Erwartungen außer Acht lässt, wirklich leichtfallen.

Es gibt keine wirkliche Neigung zur Sucht. Männer können logischerweise ebenso leicht und rasch wie Frauen zu rauchen aufhören. Kein süchtiger Raucher genießt das Rauchen wirklich, wie die meisten Nichtraucher glauben. Starke Raucher haben die Illusion des Genusses längst aufgegeben, nur fehlt ihnen der Mut, das sich selbst und den Mitmenschen einzugestehen. Schwärmt ein Raucher vom guten Geruch des Tabaks und von dem angenehmen Gefühl, eine Zigarette nach einer Anstrengung, Anspannung oder zur Entspannung in angenehmer Gesellschaft, zum Vertreiben von Langeweile oder zum Fördern von Konzentration zu rauchen, dann sollte man ihn fragen, ob seine Kinder rauchen. Meist wird das mit Stolz oder Erleichterung verneint. Jetzt kann man die Frage stellen: Warum werden den eigenen Kindern »herrliche, angenehme, Vergnügen bereitende« Sachen vorenthalten. Ist man ein Rabenvater oder eine Rabenmutter, oder hat man sich bis jetzt selbst angelogen.

Das Aufhören zu rauchen ist ganz einfach und ganz leicht, doch die meisten Menschen sind mit ihrer Art zu denken auf einer eingefahrenen Schiene. Sie haben zu wenig Fantasie, dazu die Angst vor irgendwelchen »Folgen«, um den entscheidenden Schritt in die Freiheit zu tun. Die meisten Raucher sind davon überzeugt, sie würden schon zu rauchen aufhören, bevor sich dadurch ein Problem oder Leiden ergibt. Die meisten laufen dann aber mit ihrem Leiden wie z.B. chronischem Husten, Kreislauf- Hals- oder Magenproblemen u.a. doch lieber zum Arzt, anstatt das Rauchen aufzugeben. Gibt es durch das Rauchen Probleme mit den Mitmenschen, dann wurde bis jetzt im Normalfall der Schuldige immer bei den anderen gesucht. Sie sind dann meistens die »Ungustl«, die nicht tolerant oder »normal« sind.

Versuch:

Halte für eine Minute die Luft an und achte auf das Gefühl dabei. Du wirst feststellen, dass es nichts Besonderes ist, aber dass es schön ist, danach wieder atmen zu können. Jetzt zündest du dir eine Zigarette an, ziehst einige Male intensiv und achtest dabei auf dein Gefühl, den Geschmack und den Geruch, und dann sei ehrlich, was entgeht einem Nichtraucher Angenehmes, wenn er nicht raucht.

Wenn der Raucher seine Gedanken über das schwierige Aufhören und die Angst vor den Entzugserscheinungen loslässt, ist das Aufhören zu rauchen einfach und unproblematisch. Wie der problemlose Beginn, ist auch das problemlose Aufhören ein Vorgang, der sich nur im Kopf abspielt. Erwarte ich nichts Negatives, kommt auch nichts Negatives auf mich zu.

Die mehr oder weniger bewusste Angst vor dem Gefühl, etwas entbehren zu müssen, oder dass das Leben ohne Zigarette an Lebensqualität verlieren könnte, wird vom Ego aufrechterhalten, um dich weiter leiden zu lassen. Befreit vom Rauchen, wirst du das Leben nach dem Erkennen und Aufarbeiten der Ursache zu genießen lernen. Du wirst dir für diesen Schritt selbst sehr dankbar sein, für den neuen Lebensabschnitt mit mehr Gesundheit, Anerkennung, Selbstwertgefühl, Selbstbewusstsein und mehr Geld.

Wenn du davon überzeugt bist, dass du alles im Leben schaffst, was du dir wünscht, ist es schon geschehen. Mach dir bewusst, wie groß du bist und wie klein und schmächtig die Zigarette ist und da sollst du nicht stärker sein. Du bist der Herr in deinem Körper und nicht der Nikotinteufel. Niemand zwingt dich zum Rauchen, außer du selbst. Zum Leben oder Überleben benötigst du kein Nikotin, nur die Tabakpflanze ist davon abhängig.

Meist wird erst wenn eine Entwöhnung gemacht wird bemerkt, dass es nicht so ist, wie man glaubte, dass man nicht so mir nichts, dir nichts aufhören kann.

Egal, was für ein Grund der Anlass für das Aufhören ist, ob Geld, gesundheitliche Gründe, Mitmenschen usw., nach der letzten Zigarette entsteht eine Leere (Nikotinmangel). Das Gefühl, keine Zigarette mehr zu haben oder nicht rauchen zu dürfen, lässt ein Stressgefühl aufkommen. Die Gier nach Nikotin wird durch den ständigen Gedanken daran immer größer.

Dein Ego versucht dich jetzt mit Überzeugungen wie: »Ich werde langsam aufhören«, »Jetzt ist nicht der richtige Zeitpunkt zum Aufhören«, »Auf eine mehr oder weniger kommt es auch nicht mehr an« oder »Ich kann es, jetzt eine zur Belohnung« wieder zum Rauchen zu bringen.

Viele Raucher gehen davon aus, in einer stressfreien Situation (z. B. Urlaub) leichter aufhören zu können zu rauchen. Das ist richtig, aber achte darauf, dass du es nicht immer weiter aufschiebst. Der Stress wird im Normalfall bis zum Ruhestand hin nicht weniger, meist auch dann nicht. Zusätzlichen Stress macht sich der Raucher die ganze Zeit über selbst, durch seine Abhängigkeit vom Nikotin.

Auch die Hoffnung, von selbst z. B. nach einer Krankheit oder in einer anderen Situation, durch die man einige Zeit nicht rauchen konnte/durfte mit dem Rauchen aufzuhören, ist eine Illusion. Gelingt so etwas, dann ist der Wunsch aufzuhören zu rauchen, schon längere Zeit vorhanden gewesen und die Situation war das Sprungbrett und hat die Aufgabe erleichtert. Von nichts, wird nichts.

Die Qual, an der ein ehemaliger Raucher leidet, ist nur von geistiger Natur. Er fühlt sich leer und unsicher. In Wirklichkeit bist du von der letzten gerauchten Zigarette weg frei, und du könntest jetzt ein viel genussvolleres Leben führen. Du brauchst auf nichts zu warten, es ist schon da, du musst es nur erkennen. Du musst deine Zweifel und Ängste, die durch Gedanken wie: »Wie lange wird das Verlangen nach einer Zigarette noch anhalten?«, »Kann ich je wieder eine Pause oder ein Essen genießen?«, »Wie werde ich jetzt mit Stress oder anderen Situationen fertig werden?«, »Werde ich jemals wieder Spaß und Freude haben?« usw. hervorgerufen werden, loslassen. Alle diese Zweifel und Ängste hattest du, bevor du zu rauchen begonnen hast, auch nicht.

Am besten ist es, du entscheidest dich dafür, sofort, radikal mit dem Rauchen aufzuhören. Das ist die wirksamste Methode. Die »Entzugserscheinungen« sind, wenn du sie überhaupt bemerkst, nicht schlimm. Bist du wirklich motiviert und bereit aufzuhören, dann ist das ganz leicht und ohne Rückfall möglich.

Über Jahre hast du das Rauchen erlernt, es ist zu deiner fixen Gewohnheit geworden, jetzt musst du dir diese Gewohnheit wieder abgewöhnen, sie »verlernen«.

Wenn mich jemand fragt, wie er am schnellsten Nichtraucher werden kann, dann sage ich meistens: »Zünde dir die nächste Zigarette nicht mehr an«. Auch ich habe es so gemacht.

Zum Aufhören gehört Einsicht, dadurch erlangst du wieder Mut und Selbstachtung und dadurch wieder ein gesundes Selbstbewusstsein.

Denk dir vor dem Anzünden der nächsten Zigarette, Pfeife oder Zigarre, dass sie es ist, die jetzt bei dir den Krebs auslöst. Stell dir die Krebsstation vor, die unangenehmen Untersuchungen, die Strahlenbehandlung, die Reaktion deiner Mitmenschen und deinen Tod und dann lass es bleiben.

Rauchen ist der Ersatz für so manches, also lässt es sich auch jederzeit, nach dem Erkennen der Ursache, wieder ersetzen.

Bist du traurig beim Gedanken an das Aufhören, ist das dein Ego.

Es sagt dir auch:
»Ich habe so lange nicht geraucht, ich kann es. Jetzt eine zur Belohnung« oder »Auf eine mehr oder weniger kommt es nicht an«. Kaum rauchst du wieder, dreht dein Ego den Spieß um und macht dir mit Schuldgefühlen bewusst, wie schwach und labil du bist. Der Zeitpunkt für die nächste Frustzigarette ist da. Dein Ego trifft immer deinen schwächsten Punkt.

Kommt ein Gefühl der Traurigkeit beim Gedanken an das Aufhören auf, dann bist du noch nicht bereit dazu. Ist ein Gefühl der Erleichterung und der Freude da, ist das der Hinweis auf deinen Erfolg und ein neues schöneres Leben.

Einschränken des Rauchens

Willst du das Rauchen nur einschränken, ist das eine »halbherzige« Strategie. Manche langjährigen Raucher glauben, ohne Nikotin nicht mehr leben zu können. Meist werden diese Raucher wegen gesundheitlicher Sorgen oder Beschwerden zum Reduzieren genötigt. Das hohe Gesundheitsrisiko wird dadurch aber nur minimal verringert, da es keine »unschädliche« Dosis Nikotin gibt. Beim eingeschränkten Rauchen entsteht keine so starke Motivation wie beim völligen Verzicht, das Selbstwertgefühl und das Selbstbewusstsein werden dadurch kaum verbessert. Da meist die Ursache für das Rauchen nicht bewusst aufgearbeitet wird, besteht auch jederzeit die Gefahr eines Rückfalls. Das frühere Rauchverhalten schleicht sich früher oder später wieder ein, das wirkt sich dann wieder entmutigend aus. Willst du deinen Rauchkonsum also nur langsam reduzieren, dann bist du bei jeder Zigarette (wenn die Situation passt) mit dem Rückfall konfrontiert, denn dein Ego schläft nicht. Wenn du es schon auf diese »masochistische« Art versuchst, strebe zu deinem eigenen Vorteil früher oder später einen völligen Verzicht an.

Diese anscheinend leichtere Methode, das schrittweise Reduzieren der Nikotinmenge, ist die rückfallrisikoreichste Methode.

Die Voraussetzung dazu ist das Bewusstmachen des eigenen Rauchverhaltens. Wenn dir wirklich bewusst ist, wie viel du wirklich gewohnheitsmäßig Tag für Tag zu welchen Anlässen rauchst, dann ist der erste Schritt getan. Dieses Erkennen der Auslösersituation und der

Menge zieht ein bewussteres Rauchen nach sich, was meist schon eine Reduktion der »Tagesdosis« Nikotin mit sich bringt. Es stellt sich jetzt bei jeder neuen Zigarette automatisch die Frage, warum und ob es wirklich nötig ist zu rauchen? So eliminierst du die unkontrollierte Gewohnheit, was den Zigarettenkonsum (o. a.) um mehr als 30 Prozent reduziert.

Die Überzeugung (Suggestion): *»Ich rauche jetzt bewusst mit Genuss und habe jederzeit die Kontrolle über mein Rauchverhalten«* wirkt zusätzlich über das Unterbewusstsein. Auch das Anlegen einer Liste, in der jede Zigarette, der Tag, die Stunde und der Anlass des Rauchens genau mitgeschrieben werden, kann dir die Augen auf dem Weg zum Nichtraucher öffnen. Beginne, die Zigaretten wegzulassen, die dir am leichtesten fallen und dann gehe zur nächsten über, bis du alle Situationen im Leben auch ohne Nikotin schaffst. Reduziere in unguten Situationen konsequent deinen Griff zur Zigarette. Die Überzeugung (Suggestion): *»Ich schaffe alles, auch ohne zu rauchen. Es geht ganz leicht, wie von selbst«,* verbessert laufend dein Selbstwertgefühl und dein Selbstvertrauen.

Bei einem »Rückfall« zu einer höheren Nikotinmenge kehre ohne Schuldgefühle zur vorher reduzierten Menge zurück. Niemand von uns ist perfekt.

Eine andere Möglichkeit, die Zigarettenmenge zu reduzieren, wäre, mit dem Verzicht auf die obligate Morgenzigarette zu beginnen, dann auf die Pausenzigarette, die Zigarette nach dem Essen und danach auf das abendliche Rauchen. Das alles mit dem Wissen, dass es morgen wieder eine Zigarette geben wird. Am nächsten Tag hilft dir bereits dein gestärktes Selbstvertrauen dein festgesetztes Programm durchzusetzen. Freue dich über jeden zigarettenfreien Tag.

Auch jede zweite Zigarette durch ein Glas Wasser zu ersetzen, wäre eine Möglichkeit, die Menge zu reduzieren. Die Zigarette wird dir dadurch zu etwas Unangenehmen, da dir das Wasser bald zu viel wird.

Das Aufhören auf »Raten« wird wahrscheinlich mehrere Monate dauern.

- Lege dein Rauchzeug (Zigaretten, Feuerzeug, Aschenbecher) in dieser Zeit immer außer Griffweite.
- Gib deinem Rauchverlangen nicht sofort nach.
- Nimm dir vor, in gewissen Situationen nicht mehr aus der Gewohnheit heraus zu rauchen und halte das auch ein.
- Mach dir bewusst, dass du eine bestimmte Menge am Tag rauchen *darfst*, aber nicht *musst*.
- Lehne angebotene Zigaretten dankbar ab.
- Rauche die Zigaretten nur bis höchstens 2/3 der Länge, nicht mehr bis zum Filter (Schadstoffreduktion).
- Rauche nur noch Zigaretten mit einem niederen Nikotin- und Kondensatgehalt, rauche aber nicht mehr davon.
- Halte keine Zigaretten mehr auf Vorrat.

- Freue dich über das Ersparte und über deine wiederkehrende Gesundheit.
- Wenn du mit der reduzierten Menge Zigaretten auskommst, entscheide dich für dein Wohl zum radikalen Verzicht.
- Belohne dich selbst und freue dich über deinen Willen und deine Stärke.

Rückzug zum Genussraucher

Eine andere Rückzugsmöglichkeit aus dem Rauchen könnte sein, du rauchst nur mehr drei Zigaretten täglich, die aber mit Genuss und als Ritual, ohne gleichzeitig etwas zu tun, gedanklich ganz beim Rauchen. Jetzt wärst du ein Genussraucher, aber hinter jeder Zigarette lauert der Rückfall. Ein echter Genussraucher inhaliert normalerweise nicht.

Endgültiger Rauchverzicht

Da das Rauchen meist in Beziehung mit innerem Druck und Spannung, bedingt durch Stress, Zeitdruck, Überforderung, Problemen, Konflikten u. a. steht, sollte zum Aufhören ein günstiger, entspannter Zeitpunkt (z. B. Urlaub, Krankenstand) gewählt werden. Wenn du aber stark genug bist, dann höre jetzt sofort damit auf.

Wichtig ist die innere Überzeugung, dass du wirklich gewillt bist, das Rauchen aufzugeben. Egal ob die Gesundheit, die finanzielle Lage oder andere Gründe ausschlaggebend für das Aufhören zu rauchen sind, es ist immer wichtig, die feste Überzeugung und den festen Willen zum endgültigen Aufgeben des Rauchens zu haben.

Du musst vom Nutzen der Abstinenz und den Folgen des Rauchens *überzeugt sein,* ansonsten ist der Versuch des Aufhörens erfolglos. Einwände von Außenstehenden wie: »Schadstoffe in der Luft sind ebenso schädlich wie das Rauchen« oder »Auf eine mehr oder weniger kommt es auch nicht mehr an« usw. zeugen nur vom mangelnden Denken dieser Personen. Du hast ja nach dem aufmerksamen Durchlesen dieses Buches die ganzen Zusammenhänge erkannt und verstanden und dir deshalb deine eigene Meinung gebildet. Lass dich nicht auf sinnlose Diskussionen mit solchen Mitmenschen ein, lass sie dumm sterben. Jetzt sollten bei dir keine Zweifel mehr aufkommen. Nichts mehr sollte dich und deine Einstellung jetzt erschüttern und in Frage stellen.

Du solltest jetzt alle Situationen, die dich bis jetzt immer zum Rauchen gebracht haben, meiden. Du kennst jetzt die Ursache dafür. Nach dem bewussten Erkennen und Umdenken besteht jetzt für dich kein Grund mehr, zur Zigarette o.a. zu greifen. Lebe ab jetzt dein neues Leben, genieße die »Ersatzbeschäftigung« und deine neue Lebenseinstellung.

Anstelle deiner früheren ersten Zigarette am Morgen, genieß dein Frühstück wirklich. Reizt dich der Geschmack des Frühstückes im Mund zum Griff nach einer Zigarette, dann putze dir anstelle des Rauchens die Zähne. Achte auf dem Weg zur Arbeit intensiv auf die

Umgebung, du wirst immer wieder Interessantes, Neues beobachten, was dich vom Denken an das Rauchen abhalten wird. In der Arbeitspause kannst du sicherlich auch etwas anderes tun als Rauchen (Zeitung lesen, Rätsel auflösen, Kaugummi kauen usw.). Nach dem Essen könnten dir Zähneputzen, ein Zahnstocher, ein Spaziergang u. a. in der Anfangsphase helfen. Ändere auch dein Freizeit- und Abendprogramm, beschäftige dich mit einem Hobby, mach Reparaturen, Gartenarbeiten oder Handarbeiten. Du kannst auch irgendwo hingehen, wo Rauchverbot »in« ist. Mach das vielleicht mit Gleichgesinnten oder Familienmitgliedern, die dich unterstützen wollen.

Wenn du die Abhängigkeit aufgibst, kannst und wirst du auch deinen Bekanntenkreis verändern/vergrößern.

In deiner Erinnerung wird der Tag, an dem du vom Rauchen aufgehört hast, ein besonderer Tag bleiben.

Die einfachste und rascheste Möglichkeit, die Ursache für das Rauchen zu erkennen und sie aufzulösen, ist das Befragen des Höheren Selbst (deine Innere Stimme – dein Bauch).

Wenn du die Ursache für ein Problem, z. B. Rauchen oder eine Krankheit, hinterfragen willst, dann frage:

- Was ist die Ursache?
  Nicht: Warum ist das so oder so?

- Was soll ich daraus lernen?

- Wie kann ich es endgültig in Liebe auflösen?

Du kannst auch fragen:

- Was geschieht, wenn ich es nicht auflöse?

- Woran behindert es mich im weiteren Leben?

Nach dem Auflösen kannst du mit einer Münze hinterfragen, ob du es endgültig in Liebe aufgelöst hast.

Oder das Denken an die Ursache erzeugt bei dir keine Emotionen mehr. *Ansonsten gibt es doch noch eine Ursache.*

Fragen an dein Höheres Selbst

Keinen Erwartungsdruck.
Ob du die Person kennst, siehst oder nur fühlst, ist egal.
Stell dir niemanden bewusst vor.
Kommt ein Gefühl der Freude auf, war der Kontakt richtig.

Du sitzt bequem und legst deine Hände mit den Handflächen nach oben auf deine Schenkel.
Du schließt deine Augen und beobachtest ganz entspannt, wie dein Atem ein- und ausströmt.
(Ca. 2 Minuten lang)

Nun stellst du dir vor, es ist ein heller, freundlicher Frühlingsmorgen.
Der Himmel ist herrlich blau und die Luft ist rein und klar.
Du stehst in einer Blumenwiese am Rand eines Waldes.
Der sanfte Wind, der über die Wiese streicht, ist voll mit dem Duft der Frühlingsblumen.
Du bist nun konzentriert und fühlst dich bereit.

Jetzt siehst du einen Weg, der in den Wald hineinführt.
Auf diesem Weg gehst du nun langsam in den Wald hinein.

Der Weg führt nach oben auf einen Berg.
Du gehst immer weiter, bis du auf der Spitze des Berges auf eine Lichtung kommst.
Auf dieser Lichtung steht ein Haus, du gehst jetzt darauf zu.
Der Weg führt dich durch einen schönen Garten zu einer schönen Tür.
Du trittst ein und bist in einem Raum, in dem dich eine Person bereits erwartet.
Du gehst zu dieser Person hin und setzt dich vor ihr auf einen Stuhl.

Sie schaut dich an, und du schaust sie an.
Fühle die tiefe Verbundenheit mit ihr.
Fühle die Wärme, die Nähe und die Liebe zwischen dir und dieser Person.
Sie ist dein Höheres Selbst.
Nun stelle deine Fragen.

Danke ihr aus ganzem Herzen für die Antworten.
Atme tief durch und komme wieder zurück ins Hier und Jetzt.
Öffne deine Augen.

Entwöhnung – Zeitpunkt – Motivation

Am besten ist es, du setzt dich mit einem Blatt Papier und Schreibzeug hin und entspannst dich, bis du ganz ruhig bist. Jetzt atmest du ganz tief ein und aus und fragst dich (dein Höheres Selbst), welchen Vorteil oder welche Vorteile dir das Aufhören zu rauchen bringt. Ohne die Gedanken kritisch zu analysieren notierst du diese Gedanken, die normalerweise sofort da sind. Später (in den nächsten Tagen) setzt du dich wieder bequem und entspannt hin und liest langsam deine niedergeschriebenen Gedanken durch.

Jene, bei denen du ein angenehmes, gutes Gefühl (Freude) empfindest, markierst du. Den Grund oder die Gründe, welche bei dir die besten Gefühle hervorgerufen haben, verwendest du jetzt zu deiner Motivation für das Aufhören, für den Neubeginn deines Lebens.

Stell dir den Grund *bildlich* vor (siehe die Bücher »Der Weg zu Gesundheit, Wohlstand und Harmonie« und »Das Buch über die Geschichte des Werdens & die Geschichte des Seins«) und freue dich über das Gelingen und dein schöneres Leben. Mehrere Male am Tag, in entspannten Phasen, z. B. vor dem Einschlafen und am Morgen beim Munterwerden, solltest du das machen. Diese positive bildliche Vorstellung solltest du mit einer dir sympathischen Affirmation kombinieren.

- Rauchen ist für mich ohne Belang.
- Ich bin an jedem Ort und zu jeder Zeit ohne Nikotin glücklich.
- Das Nikotin hat seine Macht über mich verloren.
- Ich bin jetzt ruhig und gelassen.
- Ohne Nikotin fühle ich mich sehr, sehr wohl.
- Ich habe es geschafft, es geht ganz leicht.
- Ich bin jetzt gelassen, ruhig, sicher, selbstbewusst, und ich fühle mich sehr, sehr wohl.
- Ich fühle mich frei und gesund.
- Ich fühle mich wohl und glücklich, wenn ich frische, reine Luft in meine Lunge einatme.
- Zigarettenrauch ist mir ausgesprochen widerlich.
- Allein wenn ich an das Rauchen denke, wird mir ganz unangenehm zu Mute und in mir steigt ein starkes Ekelgefühl auf.
- Ich rauche ab sofort nicht mehr.
- Wenn ich eine Zigarette an meinen Mund führe, revoltiert mein Magen.

- Nie mehr lasse ich meine innere Harmonie und Gesundheit durch Rauchen stören.

- Rauchen ist mir widerlich.

- Nachdem ich das Rauchen aufgegeben habe, bleibt auch mein Gewicht gleich.

- Ich halte mein Idealgewicht und meine Idealfigur.

- Ich bin stark und ich bin stolz auf mich, denn alles gelingt mir ganz leicht, wie von selbst.

Je öfter und bewusster du so an dir arbeitest, umso schneller kommt der Erfolg auf dich zu.

Die bildliche Vorstellung und die Affirmationen sollten noch einige Zeit über die Entwöhnungsphase hinaus weiterverwendet werden, um Rückfällen vorzubeugen. Am besten ist es, sie auch dann nur langsam zu reduzieren.

Entspannungsübungen oder Meditationen sind weitere Hilfsmittel auf deinem Weg. Stell dir selbst eine Belohnung in Aussicht, vielleicht die Erfüllung eines Wunsches vom jetzt ersparten Geld. Auch das Wiedererlangen der Gesundheit oder die soziale Geborgenheit und Anerkennung bei den Mitmenschen, ob privat oder im Beruf, kann eine Belohnung sein.

Die Unterstützung durch die Angehörigen sollte frei von moralischen Appellen, Tadel, Vorwürfen und frei von moralischen Druckmitteln, wie Entzug der Zuneigung u.a. sein. Diese könnten Spannungen, inneren

Druck, Widerstand, Ablehnung und Trotzreaktionen beim »Exraucher« hervorrufen.

Am besten und erfolgreichsten ist es, wenn der Wille zum Aufhören wirklich vorhanden ist und das Rauchen sofort und vollständig aufgegeben wird.

Der ideale Zeitpunkt wäre (sofort) vielleicht ein verlängertes Wochenende, ein Urlaub oder ein Krankenstand, zumindest ein Zeitpunkt, an dem du mit den früheren Auslösern zum Rauchen nicht so stark konfrontiert bist.

Raucher neigen dazu, die Symptome des Entzuges zu übertreiben. Diese haben keine annähernde Ähnlichkeit mit dem eines Alkohol- oder Drogenentzuges.

Wie schon beschrieben, gehen beim Aufhören die Nikotinblutwerte rasch zurück, der Körper bekommt nicht mehr seine gewohnte Nikotindosis. *Jede Nacht gibt es für 7 bis 10 Stunden diesen »Entzug«, bei dem der Nikotinblutspiegel praktisch auf Null absinkt, aber niemand leidet deshalb unter schweren Symptomen.*

Die typischen Entzugserscheinungen sind, *wenn sie überhaupt spürbar sind,* Nervosität, Gereiztheit, unklare Angstgefühle, depressive Verstimmungen, Unwohlsein und leichte Kopfschmerzen, selten verschiedene Missempfindungen in verschiedenen Körperteilen oder Organen oder Herz-Kreislauf-Beschwerden.

Das Rauchverlangen hält noch einige Zeit an, vor allem in Situationen, in denen man früher geraucht hat.

Der Drang, rauchen zu müssen, verschwindet, wenn du ihn loslässt.

Das Essen roher ungeschälter Äpfel (täglich ein Kilogramm oder mehr) hilft in der Phase des Aufhörens (Kaligehalt). Ebenso das Trinken von Kräutertees, Säften oder Mineralwasser, mindestens drei Liter täglich in den ersten Tagen bei reduziertem Essen.

Eine gesunde Lebensführung fördert jetzt dein allgemeines Wohlbefinden und deine Selbstheilung. Auch Spazierengehen mit bewusstem Atmen hilft. Bewegung an der frischen Luft, Sport, Wechselbäder, Sauna, Solarium u. a. stärken und regenerieren nicht nur den Körper, sie stärken auch dein Selbstwertgefühl. Auch deine Leistungsfähigkeit steigt. Ausreichender Schlaf regeneriert das Nervensystem und das Seelenleben, dadurch findest du zu Ruhe und Gelassenheit.

Auch das Kommunizieren (Aussprechen mit Gleichgesinnten) ist für die seelische Reinigung wichtig.

Kommt das Gefühl rauchen zu müssen hoch, dann stell dich zum offenen Fenster und atme bewusst tief ein, halte deinen Atem etwas an und dann atme wieder bewusst fest aus.

Du kannst dir auch bei einem starken Bedürfnis nach einer Zigarette vornehmen, noch eine Minute bewusst zu warten. Nach dieser einen geht es auch noch mit einer. Nach einigen bewussten Minuten ist das Bedürfnis zu rauchen weg.

Meide wenn möglich Plätze und Räume, in denen du immer geraucht hast (renoviere sie, oder stelle die Möbel um). Fahr in den Urlaub. Ändere deinen Tagesablauf. Meide Personen, die dich zum Rauchen verleiten. Es ist ihre Angst, dass du etwas schaffst, was sie nicht schaffen (wollen). Teile den anderen bestimmt mit, dass du jetzt Nichtraucher bist und bleiben wirst.

Wenn du Pokale oder Medaillen besitzt, dann gib deinen Aschenbecher oder deine letzte Zigarettenpackung dazu und sei stolz auf dich. Alkohol solltest du in der nächsten Zeit nur mäßig konsumieren. Er senkt die Hemmschwelle vor dem neuerlichen Rauchen. Vor allem in Gesellschaft ist die Gefahr eines Rückfalls dann sehr groß.

Die bewusste Zerstörung der restlichen Tabakvorräte hat eine symbolische Bedeutung (für dein Unterbewusstsein) – das Loslassen – der Wendepunkt. Gib alle Rauchutensilien weg. Verschenke sie, zerstöre sie, wirf sie weg oder schließe sie weg.

Lüfte deine Wohnung und dein Auto gründlich.

Eine Übung zum Besserfühlen:

Stell dich aufrecht hin, die Arme in Schulterhöhe zur Seite gestreckt, die Handflächen nach unten gerichtet. Jetzt drehst du dich im Uhrzeigersinn nach rechts, bis du leicht benommen oder leicht schwindlig wirst. Während dieser Übung verläst dich ein Teil deiner negative Energie. Je mehr dein Körper vergiftet ist, um so weniger Drehungen bis zum leichten Schwindelgefühl wirst du machen können. Vielleicht sprichst du dabei die Affirmation:

»Meine Energie fließt frei und ungehemmt«.

Eine andere Art der Unterstützung bei der Raucherentwöhnung durch Akupressur funktioniert so:

Du suchst über dem Brustbein, zwischen den Schlüsselbeinknochen (unter dem Kehlkopf) den leicht druckempfindlichen Punkt (gegen das Rauchen). Dann legst du die Kuppe deines rechten Zeigefingers fest darauf und massierst den Punkt kreisend mit starkem Druck ca. 10 Sekunden lang. Das machst du mehrere Male hintereinander, dreimal täglich, bis du dir das Rauchen endgültig abgewöhnt hast.

Die wichtigsten Punkte zum Aufhören

Es ist sicherlich nicht so leicht, zu rauchen aufzuhören, wie damit zu beginnen.

1. Werde dir wirklich bewusst, dass du damit wirklich aufhören willst.
2. Finde einen Grund für das Aufhören, über den du dich von ganzem Herzen freuen kannst.
3. Freue dich wirklich über deinen Mut und dein wiedererlangtes Selbstbewusstsein.
4. Belohne dich selbst für die wiedererlangte Freiheit. Erfülle dir die Bedürfnisse oder Wünsche, die du dir zuvor, aus welchen Gründen auch immer, nicht erfüllt hast. Jetzt hast du ja erkannt, was dir im Leben fehlte – was du dir bis jetzt selbst verweigert hast und was du mit dem Rauchen ersetzt hast.
5. Wähle den richtigen Zeitpunkt (weniger oder keine Belastungen, Ärger, Stress u.a.) für das Aufhören. Auch eine andere Umgebung (Urlaub u.a.) als die, in der du immer geraucht hast.
6. Erwarte und befürchte nichts Negatives, sondern sei von deinem Erfolg überzeugt. (Affirmationen)

Hast du das alles erfüllt, bist du bereits Nichtraucher.

Vergegenwärtige dir immer wieder das neue, körperliche und seelisch-geistige Allgemeinbefinden, deine gesteigerte körperliche und geistige Leistungsfähigkeit, deinen verbesserten Gesundheitszustand und deine deutlich verbesserte Lebensqualität.

Wenn du an das Rauchen zurückdenkst, dann denk nur an seine negativen Seiten und wie schön du es jetzt hast.

Affirmationen

In jeder kritischen Situation, ansonsten mehrere Male am Tag, solltest du in entspannten Phasen, z.B. vor dem Einschlafen und am Morgen beim Munterwerden, die passenden Affirmationen sprechen. Deine positive bildliche Vorstellung solltest du ebenfalls mit einer dir sympathischen Affirmation kombinieren.

- Ich fühle mich frei und gesund.
- Ich fühle mich wohl und glücklich, wenn ich frische, reine Luft in meine Lunge einatme.
- Zigarettenrauch ist mir ausgesprochen widerlich.
- Allein, wenn ich an das Rauchen denke, wird mir ganz unangenehm zu Mute und in mir steigt ein starkes Ekelgefühl auf.
- Ich rauche ab sofort nicht mehr.
- Wenn ich eine Zigarette an meinen Mund führe, revoltiert mein Magen.
- Nie mehr lasse ich meine innere Harmonie und Gesundheit durch Rauchen stören.

- Rauchen ist mir widerlich.
- Nachdem ich das Rauchen aufgegeben habe, bleibt auch mein Gewicht gleich.
- Ich halte mein Idealgewicht und meine Idealfigur.
- Ich bin stark und ich bin stolz auf mich, denn alles gelingt mir ganz leicht, wie von selbst.
- Ich schaffe alles, auch ohne zu rauchen. Es geht ganz leicht, wie von selbst.
- Rauchen ist für mich ohne Belang.
- Rauchen ist für mich ohne Belang, es geht mir von Tag zu Tag besser.
- Ich bin an jedem Ort und zu jeder Zeit ohne Nikotin glücklich.
- Das Nikotin hat seine Macht über mich verloren.
- Ich bin jetzt ruhig und gelassen.
- Ohne Nikotin fühle ich mich sehr, sehr wohl.
- Ich habe es geschafft, es geht ganz leicht.
- Ich bin jetzt gelassen, ruhig, sicher, selbstbewusst und ich fühle mich sehr, sehr wohl.

Für ein besseres Allgemeinbefinden,
bei Schwäche oder Unlustgefühlen:

- Rauchen ist für mich ohne Belang, ich fühle mich frei, fit und leistungsstark.

Bei Nervosität, Unruhe oder Gereiztheit:

- Rauchen ist für mich ohne Belang, ich bin vollkommen ruhig und gelassen.

Bei Angst vor einer Gewichtszunahme:

- Rauchen ist für mich ohne Belang, ich halte ganz leicht meine Idealfigur und mein Idealgewicht.
- Ich esse bewusst mit Genuss alles, was ich benötige.
- Mein Appetit ist ganz normal.
- Süßigkeiten sind für mich ohne Belang.

Auswirkung des Nichtrauchens – Gewichtszunahme

Kurze Zeit nach dem Aufhören vom Rauchen wirst du eine deutliche Besserung deines Gesamtzustandes bemerken. Du wirst es wahrscheinlich nicht genau beschreiben können, aber du spürst es. Jetzt nach dem Aufhören zu rauchen wird sich deine Atmung verbessern, dadurch auch deine Leistungsfähigkeit. Der morgendliche Husten wird verschwinden und dein Geschmacks- und Geruchsvermögen wird wieder zunehmen, da sich die Schleimhaut wieder regeneriert. Das Essen schmeckt wieder besser und es muss nicht mehr so stark gewürzt werden. Die Absonderung der Verdauungssäfte wird angeregt und dadurch die Verdauungsarbeit verbessert. Verdauungsstörungen und Probleme im Mund, Speiseröhre und dem Magen-Darm-Trakt verbessern sich oder sie lösen sich auf. Nach einigen Tagen klingt auch das Bedürfnis des Körpers nach Nikotin ab. Eine psychische Abhängigkeit, ein gewisses Verlangen nach einer Zigarette bleibt, wenn du keine passenden Affirmationen verwendest, noch längere Zeit vorhanden. Lange bestehende Beschwerden oder »Raucherschäden« werden geringer oder sie verschwinden. Durch die Entgiftung des Körpers bessern sich die Herz-Kreislauf-Funktionen und damit die Durchblutung des Körpers. Durch die bessere Durchblutung regeneriert sich der ganze Organismus, auch die Funktion der Augen, Ohren, Nase u. a.

Durch die Verbesserung der Durchblutung der Skelettmuskulatur und die vermehrte Sauerstoffzufuhr in alle Teile deines Körpers steigert sich deine körperliche Leistungsfähigkeit. Vorher Unmögliches wird jetzt wieder möglich. Wie schon erwähnt, ist jetzt ein regelmäßiges Bewegungsprogramm z. B. Radfahren, Laufen, Wandern und Gehen sehr von Vorteil. Durch die bessere Durchblutung des Gehirns steigern sich auch deine Gedächtnisleistung, deine Konzentration und dein Reaktionsvermögen. Das alles wirkt sich auch auf deinen seelisch-geistigen Zustand positiv aus. Auch die Schlafstörungen verschwinden, was sich wiederum auf deine Vitalität und Leistungsfähigkeit auswirkt.

Durch den Wegfall der Schadstoffe des Tabakrauchs, wird nicht nur das Krebsrisiko im Laufe der nächsten Jahre auf den Wert eines Nichtrauchers abgesenkt, sondern auch das Erkrankungsrisiko wird laufend vermindert, da die bisher durch das Rauchen blockierten Abwehr- und Selbstheilungskräfte wieder vermehrt aktiviert werden. Durch all diese Faktoren erhöht sich deine Lebenserwartung, die beim Raucher ca. sechs bis acht Jahre unter der eines Nichtrauchers liegt, langsam wieder, bis sie, je nach der vergangenen »Raucherzeit« nach sechs bis zwölf Jahren wieder der eines Nichtrauchers entspricht.

Laut Untersuchungsergebnissen ist 48 Stunden nach der letzten Zigarette das Nikotin im Körper nicht mehr nachweisbar.

Nach 72 Stunden fällt das Atmen leichter und die körperliche Leistungsfähigkeit steigt wieder an.

Nach einigen Wochen wird der Körper wieder besser durchblutet.

Nach drei bis neun Monaten gehen die Kurzatmigkeit und der Husten zurück.

Bei starken Rauchern dauert es normalerweise fünf Jahre, bis die Infarktgefährdung wieder der eines Nichtraucher entspricht, zehn Jahre für die Lungenkrebsgefahr.

Nach dem Nikotinentzug entfällt die appetithemmende und stoffwechselanregende Wirkung. Da der Organismus nicht mehr auf hohen Touren laufen muss, werden jetzt weniger Kalorien verbraucht. Wenn du das aber nicht beachtest und dich wie zuvor weiter ernährst, wirst du zunehmen.

Auch der jetzt fehlende orale Reiz kann nach der Entwöhnung zum Essen verleiten. Mit Vorliebe werden Süßigkeiten oder Schokolade verzehrt(-schlungen), deren Neurotransmitter (Botenstoffe) das Gehirn positiv beeinflussen (Lustgefühle), was auch zur Sucht werden kann. Du solltest während des Nikotinentzuges deine Ernährung in Richtung Vollwertkost umstellen.

Iss das, auf was du Appetit hast, bis das Hungergefühl weg ist und dann höre damit auf.

Achte darauf, dass dein Kaffee- und Schwarzteekonsum, der durch den anregenden Koffeingehalt die Entzugszeit leichter ertragen lässt, nicht zu groß (über drei Tassen täglich) wird. Ein Zuviel davon kann dich so aufputschen, dass du aus Nervosität wieder zur Zigarette greifst.

In den ersten zwei bis drei Monaten nach dem Nikotinverzicht solltest du Alkohol wegen seiner vielen Kalorien und seiner enthemmenden Wirkung meiden. Ohne bewusste Aufarbeitung der Ursache für das Rauchen könnte der Alkohol zur »Ersatzdroge« werden.

Konsequente Bewegung, ob Gymnastik vor dem offenen Fenster, schnelles Gehen, Jogging, Radfahren, Schwimmen o.a. (wichtig ist, dass du Freude daran hast), verbraucht mehr oder weniger Kalorien, regt den Stoffwechsel an, beschleunigt die Entgiftung, und durch die verstärkte Atmung wird auftauchendes Rauchverlangen rasch unterdrückt.

Aber auch Sport kann zur Sucht, zur Ersatzdroge werden. Die euphorischen Gefühle beim Training erklären sich durch die Veränderung der Neurotransmitter im Gehirn. Alles mit Maß und Ziel. Hast du die Ursache für das Rauchen bewusst aufgearbeitet und erwartest du nicht, dass du zunehmen wirst, dann wird dein Unterbewusstsein von selbst deine Gelüste und deine Verdauung regulieren. Siehe auch »Der Weg zu Gesundheit, Wohlstand und Harmonie« und »Das Buch über die Geschichte des Werdens & die Geschichte des Seins«.

Affirmationen dazu findest du unter diesem Titel in diesem Buch.

Über Ernährung, Gewichtsprobleme, Diäten u. a. kannst du dich ausführlich in meinem Buch »Weg von den Gewichtsproblemen« informieren.

»Krücken« Nikotinersatz

Krücken wie Nikotinpflaster, andere Nikotinersatzmittel, Süßigkeiten, Kaugummi u.a. solltest du am besten nicht verwenden. Du hast sie beim Beginn des Rauchens ja auch nicht verwendet. Auch damals hat die Kraft deiner Gedanken dafür ausgereicht. Allerdings ging es damals in die falsche Richtung.

Es gibt heute schon sehr viele »Exraucher«, die jetzt vom Nikotinpflaster oder anderen nikotinhaltigen »Ersatzstoffen« abhängig sind. Es gibt auch Raucher, die es trotz und nicht wegen eines Nikotinkaugummis oder eines Pflasters geschafft haben. Wenn man fest an eine Illusion glaubt, schafft man es, so oder so, ob beim Beginn des Rauchens oder beim Aufhören.

Anstatt nach dem Aufhören zu rauchen zu Kräuterzigaretten, Tabletten, Nikotinpflaster, Kaugummi, Sprays, Süßigkeiten, Bonbons u.a. zu greifen, solltest du die anfänglich auftretende Leere dazu nützen, dich in das neue Leben zu stürzen, deinen Interessen nachzugehen und die neue Freiheit genießen.

Es gibt keinen Ersatz für Nikotin. Leidest du anfänglich unter dem Leeregefühl, dann mach dir bewusst, dass ein Nichtraucher nicht darunter leidet, nur ein (ehemaliger) Süchtiger. Je eher du dich davon überzeugst, dass Rauchen das Leeregefühl nicht beseitigt, sondern erst erzeugt, dass also kein Grund zu rauchen vorhanden ist, umso schneller wirst du frei sein.

Nikotinhaltige Ersatzprodukte wie Kaugummi, Pflaster , Sprays u.a. verlängern nur die körperliche Abhängigkeit und damit auch die psychische Abhängigkeit.

Empfiehlt ein Arzt ein nikotinhaltiges Ersatzprodukt, dann hat er den wahren Hintergrund der Nikotinabhängigkeit nicht durchschaut. Für Nikotinabhängige war das Schnupfen früher die übliche Form an die Droge zu kommen. Sie wurde dann durch das Rauchen von Zigaretten als Ersatzstoff verdrängt. Jetzt rät man zum Kauen, Sprayen oder zum Kleben von Nikotin.

Es ist ein Irrtum, dass man sich zuerst vom Rauchen und dann vom Nikotin trennen soll. Beim Rauchen handelt es sich nicht um eine Gewohnheit, sondern um eine Befriedigung der Gier nach Nikotin. Ersatzstoffe stärken auch den Irrglauben, ein Opfer bringen zu müssen. Wenn du nicht mehr konsumierst, bist du ein freier Nichtraucher.

Nikotinpflaster ermöglichen eine kontinuierliche transkutane (durch die Haut) Nikotinzufuhr, um den Nikotin-Blutspiegel während der Raucherentwöhnung gleichzuhalten. Man erhält sie vom Therapeuten verschrieben in verschiedenen Größen mit unterschiedlich hohem Nikotingehalt. So kann man die Nikotinzufuhr allmählich verringern, bis sie nicht mehr nötig ist.

Nikotinpflaster können bei chronischen Hautentzündungen, Nesselsucht und Schuppenflechte, durch den Reiz, den sie auf die Haut ausüben, eine Verschlimmerung hervorrufen. Auch bei Herzproblemen, Gefäßproblemen u.a. sind sie nur mit äußerster Vorsicht unter Aufsicht eines Therapeuten zu verwenden. Mögliche

Nebenwirkungen des Nikotinpflasters können auch noch allergische Reaktionen auf das Pflaster, Hautreizungen, Herzbeschleunigung, vorübergehender höherer Blutdruck, Schwindel, Übelkeit, Kopfschmerzen, Angstzustände, Schlafstörungen, gelegentlich auch Verdauungsstörungen oder Depressionen sein. Nikotinpflaster werden meist starken Rauchern verschrieben, Nikotinkaugummi leichten Rauchern.

Der *Nikotinkaugummi*, in verschiedenen Geschmacksrichtungen und mit verschiedenem Nikotingehalt, ermöglicht, da seine Wirkung nur etwa 1 bis 1,5 Stunden anhält, wenn man auch das Rauchverhalten zügelt, eine schnellere Nikotinreduktion als beim Nikotinpflaster.

Bei Magen-Darmproblemen, Herzproblemen u. a. sollte immer ein Therapeut über die Anwendung entscheiden.

Nebenwirkungen wie Mund- oder Rachenraumreizungen, Mundschleimhautreizungen, Speichelfluss, Magen-Darmstörungen, Schluckauf, Übelkeit, Mattigkeit, Kopfschmerzen u. a. können auftreten.

Der *Nikotinspray* ermöglicht ebenfalls die Zufuhr einer genau dosierbaren Nikotinmenge. Bei Herzproblemen, Bluthochdruck, Problemen mit der Hirndurchblutung, chronischen Nasenkrankheiten, Neigung zum Nasenbluten, Magen-Darmgeschwüren, Schilddrüsenüberfunktion, Leber- und Nierenfunktionsproblemen und manchen Formen der Zuckerkrankheit, sollte der Nikotinspray nicht ohne therapeutische Anleitung verwendet werden.

Es gibt auch einen *Impfstoff*, der Nikotin neutralisiert. Rauchen bringt dem Raucher jetzt nichts mehr, da das Suchtgift neutralisiert ist, dadurch wird das Rauchen überflüssig. Das ist aber nicht die Lösung, wenn nicht auch die Ursache bewusst aufgearbeitet wird.

Auch Mittel wie die »Wunderpille« *Zyban*, ein Putschmittel, werden eingesetzt, aber auch hier sollte man das Für und Wider sorgfältig abwägen. Es gibt sehr viele Nebenwirkungen z. B. Depressionen, Suizidgefahr, Kopfschmerzen, Schlafstörungen, Angstzustände, Ohrengeräusche u. a.

Auch *Homöopathie* kann als Alternative zur medikamentösen Nikotinzufuhr eingesetzt werden. Lobelia inflata (Indischer Tabak) oder/und Tabacum (aus Tabakblättern hergestellt) helfen ohne schädliche Nikotinzufuhr wie die zuvor genannten Pflaster, Kaugummi oder Sprays, die Entzugserscheinungen und das Rauchverlangen zu mindern. Dabei kann es auch zu keiner Abhängigkeit vom »Hilfsmittel« kommen.

Auch *pflanzliche Beruhigungsmittel* wie Hopfen und Baldrian führen zu mehr Ruhe und Gelassenheit und erleichtern so den Rauchverzicht.

Naturheilmittel können auch als Unterstützung des Körpers für die Regeneration der angegriffenen oder erkrankten Organe und Körperfunktionen und zur Entgiftung verwendet werden.

Die Entscheidung sollte immer ein Therapeut treffen, ebenso bei Diätmaßnahmen zur Entgiftung oder zu einer Entsäuerung.

Auch *Akupunktur* und *Akupressur* helfen dabei, die Energiefelder im Körper wieder zu harmonisieren. Wer an die Hilfe der Hilfsmittel wirklich glaubt, dem werden sie vorübergehend auch helfen. Ohne Aufarbeitung der Ursache gibt es aber keine andauernde »Heilung«. Du hast mit deinem Willen mit dem Rauchen begonnen, also kannst du auch mit deinem Willen damit aufhören. Schmerzmittel beseitigen die Ursache der Schmerzen nicht. Auch beim Rauchen solltest du die Ursache suchen und sie dann bewusst aufarbeiten.

Deine innere Einstellung ist entscheidend für die Selbstheilkraft deines Körpers. Siehe meine Bücher »Der Weg zu Gesundheit, Wohlstand und Harmonie«, »Umdenken – der Weg aus der Krankheit« und »Das Buch über die Geschichte des Werdens & die Geschichte des Seins«.

Im Falle eines Rückfalls

Wenn du den Rauchverzicht nicht durchgehalten hast, dann frage dich, was die Ursache dafür ist.

- War deine innere Einstellung dazu nicht ernst gemeint?
- War zu wenig Motivation vorhanden?
- War der Zeitpunkt falsch (Stress, Probleme, Örtlichkeit)?
- Hast du dich mit der Ursache nicht bewusst auseinandergesetzt, sie nicht bewusst aufgearbeitet?

Wenn du den Auslöser für die erste »Rückfallzigarette« erkannt hast, weißt du genau, woran du noch zu arbeiten hast. Wenn du das geklärt hast, dann beginne ohne Selbstvorwürfe und Schuldgefühle von Neuem. Du weißt jetzt, worauf du zu achten hast.

Selbstvorwürfe, dass du willens- und charakterschwach bist, sind sinnlos, sie sind unnütz, sie schaden dir nur. Du hast sie dir bei deinen ersten Schritten im Leben und dem folgenden Hinfallen ja auch nicht gemacht. Du bist wieder aufgestanden und heute läufst du. Nur Mut, du schaffst alles.

Atemübung

Atme bei dieser Übung bewusst ruhig und gleichmäßig.

Du setzt dich bequem hin, und legst deine Hände mit den Handflächen nach oben auf deine Oberschenkel.

Wenn du nun deine Augen schließt, merkst du, wie sich von selbst in dir Ruhe und Entspannung ausbreiten.

Fühl jetzt, wie dein Atem ein- und ausströmt.

Du spürst, wie jetzt der Druck in deinem Inneren immer kleiner wird.

Du genießt es, mit jedem Einatmen leichter, freier und entspannter zu werden und mit jedem Ausatmen genießt du das Loslassen.

Mit dem Ausatmen lässt du los und mit der verbrauchten Luft verschwindet jede Anspannung. Ruhe und Gelassenheit breiten sich in dir aus, immer mehr und mehr.

Jetzt atmest du langsam tiefer aus, ganz von selbst wird auch das Einatmen tiefer.

Du kannst jetzt spüren, dass sich im oberen Brustbereich die Muskulatur immer mehr lockert.

Du atmest nun ganz bewusst Energie ein und lässt beim Ausatmen alles Negative los.

Jetzt fühlst du beim Einatmen, wie Ruhe in dich einströmt und wie dich beim Ausatmen alle Unruhe und aller Stress, die in dir sind, verlassen.

Du atmest jetzt Entspannung ein und atmest Spannung aus.

Stell dir jetzt vor, du atmest Frieden ein und atmest Ängste aus.

Jetzt atmest du Licht ein und Dunkelheit aus.
Und jetzt atmest du Gelassenheit ein und Hektik aus.

Jetzt atmest du Selbstsicherheit ein und Unsicherheit aus.

Stell dir jetzt vor, du atmest Wohlbefinden ein, und atmest alle unguten Gefühle aus.

Jetzt atmest du Gesundheit ein und Krankmachendes aus.

Du bist jetzt ganz gelassen und entspannt. Ruhe hat sich in dir ausgebreitet und du fühlst dich wohl und geborgen.

Jetzt lässt du durch deinen Kopf, durch dein Scheitelzentrum reines, klares, weißes Licht einströmen.

Du kannst es dir vorstellen oder du kannst es fühlen.

Gleichmäßig mit deinem Atem fließt weißes, universelles Licht von oben über deinen Kopf in dich hinein, durch dich hindurch, nimmt alles Negative mit, und durch deinen Solarplexus, dein Nabelzentrum, verlässt es dich dann als trübes verunreinigtes Licht wieder.

Du atmest weißes Licht über deinen Kopf ein und atmest trübes verunreinigtes über deine Bauchgegend wieder aus.

So lange, bis es wieder ganz weiß ist.

Nun lässt du, anstatt weißes Licht goldenes Licht durch dich hindurchfließen.

Gleichmäßig mit deinem Atem fließt goldenes universelles Licht von oben über deinen Kopf in dich hinein, durch dich hindurch, und durch deinen Solarplexus, dein Nabelzentrum, verlässt es dich dann wieder.

Das goldene Licht heilt und kräftigt dich, du fühlst dich jetzt sehr, sehr wohl und fühlst dich voller Harmonie. Du genießt es.

Nun kehrst du wieder zurück an die Oberfläche des Seins, öffnest deine Augen, und bist wieder ganz im Hier und Jetzt.

Zur Unterstützung und Hilfe biete ich meine Seminare, Einzelrückführungen und Einzelgespräche an:

www.glojek.at

Literaturhinweise

Dahlke, Rüdiger: *Die Psychologie des blauen Dunstes,* München 1989

Glojek, Manfred: *Der Weg zu Gesundheit, Wohlstand und Harmonie,* Eigenverlag 1998

Glojek, Manfred: *Umdenken - der Weg aus der Krankheit,* Eigenverlag 1999

Glojek, Manfred: *Weg von den Gewichtsproblemen,* Darmstadt 2010

Glojek, Manfred: *Das Buch über die Geschichte des Werdens & die Geschichte des Seins,* Eigenverlag 2007

Leibold, Gerhard: *So werde ich Nichtraucher,* Augsburg 1998.